事例・法律から
画像処理・データセットまで

医療AI

の知識と技術が
わかる本

小西功記／清水祐一郎／河野健一／石井大輔

SE
SHOEISHA

本書内容に関するお問い合わせについて

このたびは翔泳社の書籍をお買い上げいただき、誠にありがとうございます。弊社では、読者の皆様からのお問い合わせに適切に対応させていただくため、以下のガイドラインへのご協力をお願い致しております。下記項目をお読みいただき、手順に従ってお問い合わせください。

●ご質問される前に

弊社Webサイトの「正誤表」をご参照ください。これまでに判明した正誤や追加情報を掲載しています。

正誤表　https://www.shoeisha.co.jp/book/errata/

●ご質問方法

弊社Webサイトの「刊行物Q&A」をご利用ください。

刊行物Q&A　https://www.shoeisha.co.jp/book/qa/

インターネットをご利用でない場合は、FAXまたは郵便にて、下記〝翔泳社 愛読者サービスセンター〟までお問い合わせください。
電話でのご質問は、お受けしておりません。

●回答について

回答は、ご質問いただいた手段によってご返事申し上げます。ご質問の内容によっては、回答に数日ないしはそれ以上の期間を要する場合があります。

●ご質問に際してのご注意

本書の対象を越えるもの、記述個所を特定されないもの、また読者固有の環境に起因するご質問等にはお答えできませんので、予めご了承ください。

●郵便物送付先およびFAX番号

送付先住所　〒160-0006　東京都新宿区舟町5
FAX番号　　03-5362-3818
宛先　　　　（株）翔泳社 愛読者サービスセンター

※本書に記載されたURL等は予告なく変更される場合があります。
※本書の出版にあたっては正確な記述につとめましたが、著者や出版社などのいずれも、本書の内容に対してなんらかの保証をするものではなく、内容やサンプルに基づくいかなる運用結果に関してもいっさいの責任を負いません。

※本書に記載されている会社名、製品名はそれぞれ各社の商標および登録商標です。
※本書の内容は2021年4月1日現在の情報などに基づいています。

はじめに

○ AI技術を生命科学の現場で用いる

　人工知能（AI）は古くはパズル解きからある種の専門家判断の代用まで、近年では画像認識から自動翻訳までさまざまな分野で活用されています。

　第2次世界大戦中に数学者が開発した暗号解読機はコンピュータ科学を進展させました。その後、しばらくして「AI」という言葉が定義され、パズルを解くAIなどの研究が盛んになりました。時を同じくして、物理学を駆使した工学が花開き、カメラをはじめさまざまな工学製品が次々と普及しました。その結果、カメラで撮影した画像が大量に集められるなど、21世紀にはビッグデータ時代が到来しました。2015年には、120万枚にも及ぶ犬や猫の画像を学習したAIが人間よりも高精度に画像を分類したことで、「AIは画像認識で人間の目を超えた」といわれるまでになりました。

　このように、AIは数学、物理学、工学と複雑に干渉しながら、壮大な流れを作ってきました。私たちは、この壮大な流れが轟々と音を立てながら生命科学の流れと合流している時代を生きています。生命科学は18世紀の人体解剖図、19世紀の病原体、20世紀のゲノムなど古くから脈々と発展してきましたが、生命科学のビッグデータとAI技術を用いることで、新たな可能性が開かれ始めています。今後、大きく発展する可能性に期待が高まります。

　では、AI技術によって生命科学のどの領域がどのように発展し得るのでしょうか。どのようなAI技術が武器となるのでしょうか。AI技術を使うには何が必要でしょうか。AI技術を生命科学の現場で用いるために解決すべき課題は何でしょうか。

　AI技術は病理学や医用工学、解剖学、神経科学、細胞生物学、脳神経外科や内科学、眼科学、放射線医学、手術医学など、**基礎医学から臨床医学にいたるまで幅広い領域に浸透し始めています**。また、画像分類なら畳み込みニューラルネットワークなどがよく用いられますが、データの量や用途に応じて**技術のラインナップの中から適切な武器を選ぶ必要があります**。さらにAIを医療機器としてリリースするためには、**資金調達、人材戦略、知財戦略などに抜かりがあってはいけません**。

○ 本書の構成

本書の構成は、次のようになっています。

第1章では、**AIと医療に関わる昨今の社会状況やAIの医療への応用に関する法律**をまとめます。医療は個人のゲノム単位で最適化するものというプレシジョン・メディシン（精密医療）の考え方が社会的に浸透してきました。2018年には、医療AIを後押しする次世代医療基盤法が制定されています。本章を読むことで、医療とAIの全容をつかめます。

第2章では、**AIが医療にどのように貢献しているか**を、実際に事業化されている事例を中心に紹介します。医療の現場で活躍している画像を扱うAI、自然言語や数値などの系列データを扱うAIについて、さまざまな事例を把握できます。また導入の背景にも触れているので、新たな医療AIの製品を企画する際の助けにもなります。

第3章と第4章では、数式は最小限にとどめながら**医療AIの開発に必要な技術**を紹介します。そのうち、第3章ではX線などの**医療関連の画像を扱う技術**を、第4章では電子カルテなどの**医療関連の自然言語や数値などの系列データを扱う技術**をまとめています。これらの章では、医療AIのプロダクト開発に必要な技術を押さえることができます。

第5章は、**データ**の章です。出どころがはっきりしたデータはAI技術の開発に非常に有用です。医療AIの開発に使われる有名な公開データと提供元をリストアップし、データの作り方、標準的な医療AIにおける開発の流れまで踏み込みます。第3章から第5章を通して、自分たちのデータを使ってAIを開発する流れをつかめるようになります。

第6章では、医師かつ起業家の視点から、**医療AIならではの7つの課題**について紹介します。課題設定、データ収集、プロダクト開発、機器販売、知財や特許、チームや人材、資金調達やサポート機関について網羅しており、医療AIの事業化において役立つ情報満載です。

第7章では、**韓国の医療AIベンチャーであるVUNO社とのインタビューと、そこから日本が学べる事柄**を考察しています。韓国において医療AIは非常に盛り上がりを見せています。中でも成長著しいVUNO社は、本書執筆中の2021年2月に新規株式公開を行うことが明らかになり、世界の医療AI企業の試金石になるような勢いがあります。そういった中で行われたVUNO社とのインタビュ

ーは、日本における医療AIの普及に向けて多くの示唆をもたらすでしょう。

　また読者特典として、**医療AIの有用なサイト**をまとめています。必要に応じて参照することで、効果的に最新情報をキャッチアップすることができます。

　本書を読むことで、医療を中心とする生命科学に使われるAI技術から適用事例、今後の課題を網羅的に把握できます。

　本書は、素晴らしいメンバーとの共著によって実現しました。世界各地を飛び回った元大手商社マンで、現在は日本最大級のAIコミュニティであるTeam AIを運営している、起業家の石井大輔氏。石井氏のネットワークがなければ本書は完成しませんでした。そして、AIの医療応用に関する新規事業企画や開発経験を経て、現在は先端技術のコンサルタントである清水祐一郎氏。多数のプロジェクトに参画した清水氏の経験をもとに、豊富な医療AIの事例が紹介されています。また、医師であり起業家でもある河野健一先生。AIを用いた医療用プログラムの開発を行っており、医師とAIエンジニアの2つの立場から医療AIを実現化するためのリアルな課題が論じられています。

　私の担当箇所の執筆が進まない中、共著者の方々からは執筆作法など多くのご指導をいただきました。また、編集担当の長谷川和俊氏は読者目線のコメントを多数くださいました。株式会社ニコン数理技術研究所の同僚各氏は技術者の観点からご教示くださいました。さらに、韓国語と日本語が堪能な陳宣憙氏は、VUNO社と私たちをスムーズにつないでくださりました。最後に、本書執筆の間、激励し続けてくれた妻の夏来と子どもたち、拓実と聡実に感謝します。

2021年5月　著者を代表して

小西　功記

第1章 医療AI概論

プログラム医療機器の開発および販売　31

世界と日本の医療を取り巻く市場環境　36

第2章　医療 AI の事例

画像データへの AI の適用　44

第3章 医療AIの技術(1) 画像処理編

医療画像処理でできること 92

デジタル医療画像の特殊性 98

前処理と特徴量抽出 102

機械学習を用いた画像分類の方法 108

第4章 医療AI技術(2) 系列データ編

医療自然言語処理でできること　168

自然言語処理の前処理　171

機械学習を用いた医療文章分類の方法　177

医療における対話の自動化　180

系列数値データのさまざまな回帰の方法　184

第5章　医療AIデータの扱い方

第6章　医療AIの現場への応用

第7章 医療AIベンチャーVUNO社インタビュー

会員特典データのご案内

　本書の読者特典として、「医療AIの有用なサイト」リストをご提供致します。会員特典データは、以下のサイトからダウンロードして入手いただけます。

https://www.shoeisha.co.jp/book/present/9784798166568

●注意
※会員特典データのダウンロードには、SHOEISHA iD（翔泳社が運営する無料の会員制度）への会員登録が必要です。詳しくは、Webサイトをご覧ください。
※会員特典データに関する権利は著者および株式会社翔泳社が所有しています。許可なく配布したり、Webサイトに転載したりすることはできません。
※会員特典データの提供は予告なく終了することがあります。あらかじめご了承ください。

●免責事項
※会員特典データの記載内容は、2021年4月1日現在の情報などに基づいています。
※会員特典データに記載されたURLなどは予告なく変更される場合があります。
※会員特典データの提供にあたっては正確な記述につとめましたが、著者や出版社などのいずれも、その内容に対してなんらかの保証をするものではなく、内容やサンプルに基づくいかなる運用結果に関してもいっさいの責任を負いません。
※会員特典データに記載されている会社名、製品名はそれぞれ各社の商標および登録商標です。

医療AI概論

　医療は安全に提供されるようにさまざまな法規制のもとで運営されています。患者にとっては、法規制があることで安心して医療が受けられる裏付けになります。一方、薬や医療機器を提供するメーカーにとっては、新規商品を市場に出していくにあたり、高いハードルのある業界です。

　本章では、AIと医療に関わる昨今の社会状況と、AIを医療に応用するにあたって障壁となる法規制について簡単に紹介します。本章を読むことで、AIと医療の全容をつかむことができ、本章以降を読んでいく上での理解の助けになるでしょう。

医療AIの昨今の状況を振り返る

○ 第3次AIブームとともに隆盛している医療AIブーム

2015年、AlphaGoというコンピュータ囲碁プログラムがプロ棋士に勝利したことで、AIに対して世間から大きな期待が寄せられることとなりました。

AlphaGoでは、**深層学習**や**強化学習**と呼ばれるAIが用いられています。深層学習は、画像認識に強みを持ちます。画像から自動的にその画像が持つ特徴が抽出でき、写っているものが何であるのか判断できます。

2012年に開催された画像認識の精度を競う競技会で、トロント大学のチームが深層学習を用いたシステムで圧倒的な勝利を収めたことから一気に注目を集めました。深層学習によって、昨今の第3次AIブームと呼ばれる社会的なブームが巻き起こりました。

強化学習は、特にロボットの分野で力を発揮しています。何度も試行錯誤を繰り返すことによって、ロボット自身でバランス感覚の獲得、モノの把握や保持などができるようになります。

医療分野では、**MR画像**や**CT画像**など、さまざまな画像情報が利用されています。そのため、深層学習を用いた研究が盛んに行われるようになってきました。特に、**自動的に特徴を抽出する**という深層学習の強みは、医師が気付かないような病変にAIが気付くことができるのではないかと期待されています。

2018年にイタリアの研究チームが、生物医学文献データベースである『Embace』の情報を利用し、画像診断領域に関するAI適用論文の1年間の発表数の推移を調査しています。それによると、2007年には年間100件程度しかなかった論文発表が、12年には350件程度まで上昇し、17年には900件を超える論文が1年のうちに発表されています。特にAlphaGoでAIが注目を集めた2015年以降、論文公開数が前年比で100件以上の増加があり、医療AIの領域も近年研究が急伸していることがわかります（図1-1）。

図1-1 画像診断領域に関するAI適用論文の年間公開数の推移

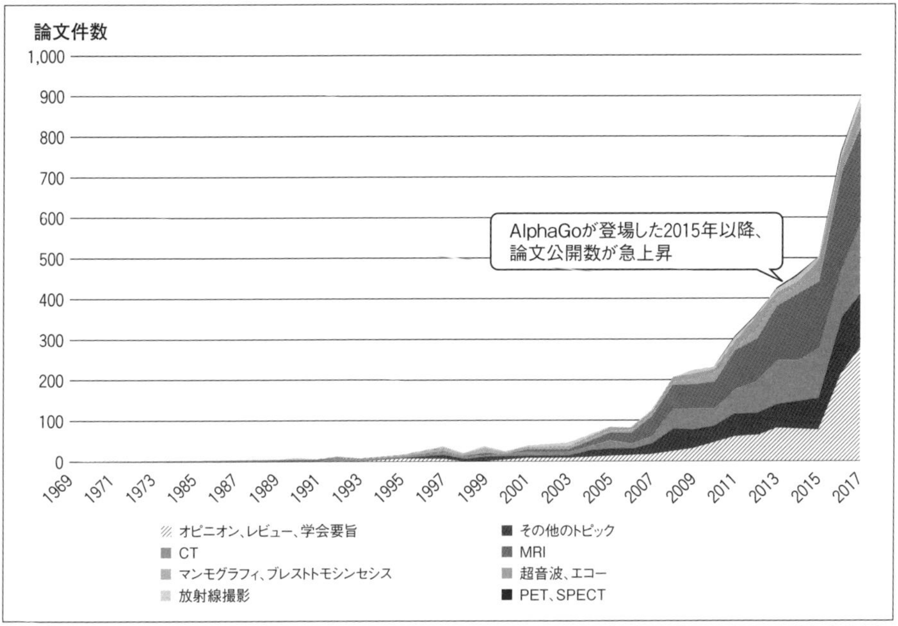

出典：「Artificial intelligence in medical imaging: threat or opportunity? Radiologists again at the forefront of innovation in medicine」をもとに作成

URL　https://eurradiolexp.springeropen.com/articles/10.1186/s41747-018-0061-6

○ 意外と歴史のある医療AIの取り組み

　現在、第3次AIブームを迎えているのは前述の通りです。それまでにも2回AIのブームがありました。

　第1次AIブームは1950年代後半から1960年代といわれています。この時代は、コンピュータが推論や探索をできるようになった時代です。コンピュータによって、迷路やパズルなどのゲームにおいてトライアルエラーを繰り返しながら探索的に正解にたどり着けるようになりました。第2次AIブームは1980年代です。家庭へのコンピュータの普及とともにブームを迎えました。「エキスパートシステム」と呼ばれるAIが登場し、専門家の知識を人の手で入力することによって、質問に対し、専門家と同様の応答ができるようになりました。

　過去2回のAIブームの中でも、AIシステムの医療への適用が検討されました。推論システムやエキスパートシステムなどを用いることで、**患者の症状から病名を推論する診断支援システム**はそのひとつです。

最初の診断支援システムが世の中に登場したのは1970年代です。アメリカの
ピッツバーグ大学のメンバーによって、「**インターニスト1**」と名付けられたシ
ステムが開発されました。インターニストとは、内科医という意味です。1972年
に最初のバージョンが公開され、1986年には、内科領域の570を超える病気の診
断ができるまでシステムのバージョンアップが続けられました。それを実現する
ために**学んだ医学知識は25万項目を超える**ということですから驚くべき数字で
す。
　インターニスト1以外にも1970年代にはいくつかの診断支援システムが開発
されています。アメリカのスタンフォード大学で開発された**マイシン**もそのひと
つです。マイシンは細菌感染の治療に対する診断支援システムとして開発が進め
られました。また、マイシンのシステムを流用することで、同大学のチームは、
パフという肺の疾患に対する診断支援システムも開発しました。
　1970年代というと、日本ではようやく事務用の医療システムが開発され、紙
から徐々に電子へとシフトし始めようとしていた時代です。そのような時代から
海外では既に医療AIの取り組みが開始されていたわけです。

○ 医療AIへの投資は実用化が進んでいる証拠

　第3次AIブームを迎えた今、現在のAIに対する世の中の動きはどのようにな
っているのでしょうか。ガートナージャパン社が2020年の日本におけるテクノ
ロジーのハイプ・サイクルを公開しています（図1-2）。その中で、AIは、「過度な
期待」のピーク期を過ぎ、幻滅期に突入していると報告されています。第3次AI
ブームが終焉を迎えようとしているのでしょうか。
　昨今のAIの状況を見ていると、過度な期待から、**実装を意識したフェーズへ
と変わってきている**印象があります。その証拠に、グローバルインフォメーショ
ン社の2020年の報告によると、AIの適用例のひとつである業務自動化ソリュー
ション（RPA）の市場は、年平均成長率45%で世界市場が拡大すると予測されて
います。また、日本市場についても、矢野経済研究所社の2020年の報告で、2019
年度に比べ、26.6%増の531億6,000万円に市場が拡大したと報告されています。
　医療AIも、このような社会状況を受け、実装を意識したソリューション開発
が進んでいます。多くの医療AIを開発するスタートアップ企業が創業され、投
資が活発化しています。CBインサイツ社が、2015年から20年の第3四半期まで四
半期ごとのヘルスケアAIへの合計投資額をまとめています。その報告によると、

図1-2 AIはハイプ・サイクルの幻滅期

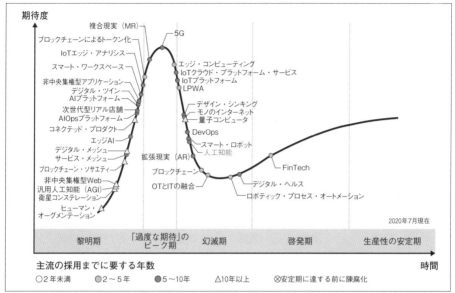

出典：ガートナー社プレスリリース「ガートナー、『日本における未来志向型インフラ・テクノロジのハイプ・サイクル：2020年』を発表」
URL https://www.gartner.com/jp/newsroom/press-releases/pr-20200910

2015年の第1四半期には1.3億ドル前後しかなかったヘルスケアAIへの投資が、19年の第2四半期には10億ドルを突破し、20年の第3四半期には20億ドルを突破しています。**医療AIに投入される資金が5年半の内に約15倍以上**に増えていることになります。医療AIの開発が活発化したことに加え、投資家の医療AIへの期待を表しているといえるでしょう（図1-3）。

○ アメリカと中国が医療AIの市場を主導

　医療AIの市場は確実に伸びていっていますが、各国の医療AIの競争環境についてはどうなっているでしょうか。

　ITの巨人といえばアメリカのGAFAが有名です。グーグル社、アマゾン社、フェイスブック社、アップル社の4社の頭文字を取ってGAFAと呼ばれます。2020年には4社の時価総額が東証一部上場企業全体の7割にまで達し、マイクロソフト社を加える（GAFAM）と、東証一部上場企業全体の時価総額を超えてしまうほどの巨大企業になっています。

　また、GAFAに対抗する勢力として注目を集めているのが、中国のITの巨人で

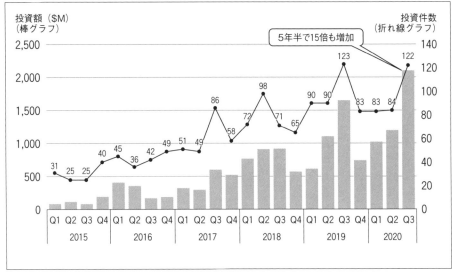

図1-3 ヘルスケアAIへの投資の推移

投資額（$M）
（棒グラフ）

投資件数
（折れ線グラフ）

5年半で15倍も増加

出典：CBインサイツ社「Healthcare AI Trends To Watch」をもとに作成
URL https://www.cbinsights.com/research/report/ai-trends-healthcare/

あるBATHです。これは、バイドゥ社、アリババ社、テンセント社、ファーウェイ社の4社の頭文字を取ったものです。ファーウェイ社は非上場なので時価総額はわかりませんが、2020年にはBATの3社でGAFAの時価総額の4分の1にまで達しています。

　医療AIもやはりアメリカと中国の勢力が強いのでしょうか。医療AIはスタートアップ企業も多く、時価総額で評価することは難しいですが、特許の保有状況から競争環境を俯瞰してみましょう。

　2019年にサイエンスビジネスパブリッシングインターナショナル社が、6つの国と地域（アメリカ、ヨーロッパ、日本、中国、韓国、インド）について、1985年から2017年までのヘルスケアAIに関する年間特許出願数の推移をまとめています。その報告では、2017年時点で、アメリカが年間3,000件近い特許を出願し1位、続いて中国が1,800件前後の出願で2位となっています。**2位に2倍近くの差を付けているアメリカ**が、医療AIの領域でも世界を主導していることがわかります。**中国は、2014年に日本を、2016年にEUを抜き、最も勢いのある国**になっています。GAFAやBATHの台頭に表されるように、医療AIの領域でもアメリカと中国が競争を主導しています。

図1-4 ヘルスケアAIに関する特許出願数の年間推移

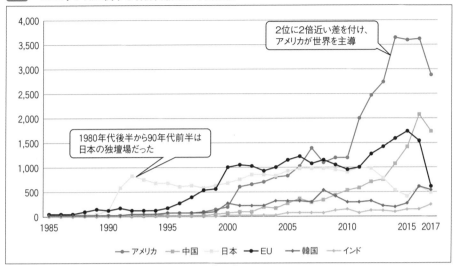

出典：サイエンスビジネスパブリッシングインターナショナル社HP「Healthcare-related artificial intelligence patent applications surge in China」をもとに作成

URL https://sciencebusiness.net/news-byte/healthcare-related-artificial-intelligence-patent-applications-surge-china

　日本の状況についても簡単に紹介します。日本は、2011年には1,000件前後のヘルスケアAIに関する特許の出願がありましたが、それ以降出願数は減少し、2017年時点で韓国に抜かれ5位に落ち込んでいます。日本の特徴的なところは、第2次AIブームの1980年代後半から90年代前半に特許の出願数が急伸し、当時は他国に比べて圧倒的な医療AIの先進国といえる状況だったことです。1989年の世界の時価総額ランキングで上位10社のうち7社が日本企業だったことからもわかる通り、非常に日本に勢いがあった時代といえるでしょう（図1-4）。

　アメリカと中国が主導する勢力図はしばらく続くと考えられますが、日本の医療AIの復権にも期待したいところです。

○ 医 療 Ａ Ｉ の 倫 理 的 側 面 の 議 論 も 活 発

　AIに対する期待が高まる一方で、**その倫理的側面やAIによって発生する課題に対しても配慮しなければなりません**。2013年には、オックスフォード大学のマイケル・オズボーンとカール・ベネディクト・フレイが「雇用の未来」という論文の中で、702個の職業について、今後AIに置き換えられる確率を計算しています。その中で、テレマーケター（電話営業）、不動産の権原調査、裁縫師、数理技

術者、保険事務員、時計修理工などは99％の確率で置き換えられる職業とされています。AIによる失業という新しい課題が発生しているといえるでしょう。

　金融市場でもAIによる超高速取引による株価の想定外の乱高下という問題が取り沙汰され、規制を行う動きも出てきています。AIの画像生成技術を用いたディープフェイクも注目されている倫理的な課題のひとつです。その技術を用いると、本来存在しない画像を作り出せ、他人の顔を本人の顔にコラージュすることもできてしまいます。実際、ディープフェイクによって、フラれた恋人の裸の写真を作り出すリベンジポルノの問題が発生しており、配慮すべきAIの課題といえるでしょう。

　医療AIについても**倫理的側面の議論は活発化しています**。2019年に画像診断などを行う放射線科領域におけるAIの倫理について、アメリカの放射線学会などを含む7つの団体が連名で声明を発表しています。その中では、データ、アルゴリズム、臨床適用の3つの観点から倫理的に配慮すべきことが述べられています。その根底にある考え方は、患者の幸福度を増進し、できる限り患者に不利益が出ないようにすることとしています。

　データの項目では、患者への説明、プライバシー、データ保護などの**患者データを扱う上で必要とされる観点**が記載されています。それに加え、データの正確性やそのデータが臨床に即して忠実であるか、データにバイアスがどれぐらい含まれているかなど、**AIを適用するために考慮すべき観点**についても記載されています。たとえば、X線画像の診断支援AIを開発する際、画像の男女比によって、AIの精度が変わることが報告されています。

　アルゴリズムの項目では、データの分類を定義する際に発生する**開発者のバイアスに配慮する必要性**が記載されています。たとえば、肺炎の画像に重症度のような明確な定義のない指標を分類する際、どのように値を設定するかには、開発者の個人差が含まれてしまうことは容易に想像できます。

　またAIは差別的発言を行ってはならないといった倫理観を持たないため、出力結果が非倫理的になってしまう場合があります。そのような**倫理的課題への配慮の必要性**も記載されています。アルゴリズムにはできる限り透明性が求められ、AIによる出力のプロセスが説明可能であることが望まれています。

　臨床適用の項目では、**自動化バイアスと呼ばれるものに注意し、臨床適用を検討しなければならない**と記載されています。自動化バイアスとは、機械から出てきた結果を信じようとする人間の心です。自動化バイアスによって、AIシステム

のバグに気付かない、または気付かないふりをしてしまう可能性があります。また、自動化バイアスによって、AIの結果と他の文献の結果とが異なる場合に、AIを信じてしまうことが起こり得ると指摘しています。このことは、気軽に頼れる放射線科医が近くにおらず、AIの結果を専門家と議論することができないリソース不足の地方病院などで特に起こりやすい課題とされています。

　このように、医療AIには多くの期待が寄せられているものの、臨床適用については、倫理的側面を慎重に検討しなければならないといえるでしょう。

医療に貢献する
AIのアルゴリズム

○ 医療に貢献するAIの定義

AIの定義はまだ定まっていません。しかし、おおよそ次に示すような文脈で
AIは用いられることが多いのではないでしょうか。

・**大量のデータを扱うことによって実現するシステム**
・**人間の処理速度をはるかに上回る速度で情報処理を行う**
・**時に人間が気付かない示唆を与え得る**

AIがこのようなものだと考えた場合、それを実現するための手法として、前
述の深層学習、分類や回帰といった手法を含む機械学習、テキスト解析、異常検
知など、いくつかの種類があります。

それらがどういうものか、実世界でどのように使われているのか、医療にはど
のように応用できるのか、簡単に概略を示していきます。

○ 画像から医療を変革する深層学習

深層学習は、前述の通り、画像認識に強みを持つ技術です。技術に関する詳細
は第3章・第4章に譲りますが、深層学習を利用した画像認識は画像分類、物体
検出、セグメンテーションなどに分けられます。

画像分類とは、その画像中に写っているものが何であるのかを特定して分類す
るために用いる技術です。たとえば、犬と猫の画像を大量に学習することで、新
規に入力された画像に写っている動物が犬なのか猫なのかを分類できるようにな
ります。

画像分類を医療に応用する場合、どのような応用例があるでしょうか。たとえ
ば、**メラノーマとほくろの分類**です。メラノーマは、ほくろのような黒い色素斑
ができることが特徴です。画像分類の深層学習を用いると、それらを分類できる

可能性があります。

　しかし、画像分類には1つ問題があります。それは、画像の中に犬と猫が両方写っている場合にその分類器では分類ができないことです。こんなときにはどうすればよいでしょうか。そこで登場するのが、物体検出です。

　物体検出では、画像の中に写っている物体の位置とそれが何であるかを特定します。最近では、スマートフォンで写真を撮ろうとしたときに自動的に顔を認識する機能を備えているものがあります。これが物体検出です。たとえばFacebookでは、顔を認識し、さらに自動的に人物名をタグ付けする機能も備えています。

　物体検出の医療への応用として、たとえば**内視鏡の画像からがん組織を特定すること**が挙げられます。内視鏡で消化器の中を進んでいくにあたり、がん組織が見付かったときに自動的に注意を向けるような表示があると、医師のがん組織の見落としを防ぐことができます。

　セグメンテーションは、さらに画素単位で、物体の境界を特定する際に用いられます。カテーテルによる手術など、画像を見ながら繊細な作業を行う必要がある場合に、画素単位での画像のセグメンテーションの必要が出てくるかもしれません。

　ここで挙げた医療への応用例は、第2章で詳しく紹介します。実際に深層学習の医療への応用を実現しようと取り組んでいる企業は多く存在し、また、第3次AIブームを機に多くのスタートアップが出現しています。

○ 最も基本となる機械学習を用いた分類

　深層学習にも画像分類があります。与えられた新規のデータが属するカテゴリーを特定するのが分類問題です。機械学習の分類と深層学習の画像分類で最も大きく異なるのが、**特徴を自分で定める必要があるかどうか**という点です。深層学習の場合、画像とその画像が属するカテゴリーのセットがあれば分類器の学習はできましたが、機械学習の分類の場合、自ら特徴量と呼ばれる変数を作り出す必要があります。

　よく使われる例を紹介します。ここにワインに関するデータセットがあります（表1-1）。酒石酸濃度やpH、アルコール度数など11個の指標を用いてワインのクオリティを分類するための分類器を作成するのが達成したいゴールです。入力情報である11個の指標が特徴量と呼ばれ、クオリティが目的変数と呼ばれるカテ

表1-1 ワインのクオリティを予想するためのデータセット

酒石酸濃度	酢酸濃度	クエン酸濃度	残糖濃度	塩化ナトリウム濃度	遊離SO$_2$濃度	総SO$_2$濃度	密度	pH	硫化カリウム濃度	アルコール度数	クオリティ
7.4	0.7	0	1.9	0.076	11	34	0.9978	3.51	0.56	9.4	5
7.8	0.88	0	2.6	0.098	25	67	0.9968	3.2	0.68	9.8	5
7.8	0.76	0.04	2.3	0.092	15	54	0.997	3.26	0.65	9.8	5
11.2	0.28	0.56	1.9	0.075	17	60	0.998	3.16	0.58	9.8	6
7.4	0.7	0	1.9	0.076	11	34	0.9978	3.51	0.56	9.4	5
7.4	0.66	0	1.8	0.075	13	40	0.9978	3.51	0.56	9.4	5
7.9	0.6	0.06	1.6	0.069	15	59	0.9964	3.3	0.46	9.4	5
7.3	0.65	0	1.2	0.065	15	21	0.9946	3.39	0.47	10	7
7.8	0.58	0.02	2	0.073	9	18	0.9968	3.36	0.57	9.5	7

出典：UCI Machine Learning Repository「wine quality red」
URL http://archive.ics.uci.edu/ml/machine-learning-databases/winequality-red.csv

ゴリーです。

先ほど自ら特徴量を作り出す必要があるという話をしました。このデータセットでは既に特徴量が与えられてしまっているので、あとはニューラルネットワークなどのアルゴリズムを使って分類器を作るだけの状態になっています。

しかし、現実にある課題の場合、ワインのクオリティにどの変数が寄与するのかは実際にはわかりません。たとえば、この例ではさまざまな濃度が特徴量として与えられていますが、保存状態もワインのクオリティを左右する重要な要素になるでしょう。また、その年の平均気温や平均日照時間も影響するかもしれません。このように、実際の問題を解く場合には、クオリティに影響を与えるさまざまな要素を特徴量として定義する必要があります。機械学習の分類を用いる場合、特徴量を作成するのが最も難しいプロセスになります。

では、機械学習の分類を医療に応用する場合、どのような応用方法があるでしょうか。たとえば、**病名の類推の問題**は機械学習の分類の問題に当てはめられるのではないでしょうか。インフルエンザの場合、発熱、全身のだるさ、関節痛、筋肉痛などがあり、冬場に流行の情報が出ていれば、かなりの高確率でインフルエンザと診断されます（実際にはインフルエンザと診断するための検査を行います）。この例では、各種症状の有無や時期、流行の状況などを特徴量にすることで、インフルエンザという目的変数を導き出す分類器を作成することになります。理論的には、医師の思考プロセスをプログラムで書けるならば、病名の類推AIを作

れるはずです。しかし、数多くの病気を適切に類推するためにどのように特徴量を定義するか、しくしくやずきずきといった定性的な痛みの表現をどのように特徴量に落とし込むかなど、多くの難しい問題があります。

○ 数値データを扱いたいと思ったら回帰

　回帰という語にはなじみのある方も多いのではないでしょうか。1つまたは複数の数値データを用いて、目的変数となる数値の予測式を得ることを**回帰分析**といいます。たとえば、先ほどのワインのクオリティを回帰分析によって予測することもできます。特徴量の変数も目的変数もともに数値データなので、次のような式で近似することができます（yが目的変数、$x_1...x_{11}$が特徴量）。

$$y = a_1 x_1 + a_2 x_2 + \cdots + a_{11} x_{11} + b$$

　これを医療に応用する場合には、シミュレーションなどへの利用が考えられます。たとえば、**糖尿病を測る指標で、血液検査で得ることができるHbA1c（ヘモグロビン・エーワンシー）の値の予測式**を作るとします。HbA1cは日々の血糖値がどれぐらいコントロールされているかの目安となる数値です。高くなると糖尿病と診断されます。特徴量は、たとえば日々の運動量や摂取カロリー、体脂肪率、BMIだったとします。回帰式が得られるということは、摂取カロリーをいくら減らせばHbA1cがどれぐらい下げられるかが可視化できることになります。HbA1cを下げるために何をすれば良いのかという目安としてシミュレーションできることは、モチベーションを高めるためのひとつの手段になり得るのではないでしょうか。

○ 医療AIに最も大切なテキスト解析

　テキスト解析という言葉にはいろいろな技術的な要素を含んでいます。それらのいくつかを組み合わせてサービス化したものが世の中に出現しています。

　テキスト解析の中で最も話題に挙がっているのが、IBM社のワトソンです。2011年2月に、ワトソンはアメリカのクイズ番組「ジョパディ」に登場しました。当時のクイズチャンピオンと対戦し、勝利を収めたのです。クイズでは、質問を正しく理解（時に予測）し、答えとなる人物名などの情報を正しく検索することが求められます。また、クイズチャンピオンと対戦することから、ただ答え

るだけではなく、それらの解析を高速で行わなければなりません。このときワトソンは冷蔵庫10台ほどの大きさであり、1秒間に80兆回の演算を行う性能を備えていました。

　クイズに正解するための技術的な要素を簡単に紹介します。まず、司会者の音声を理解するための**音声言語処理**が行われています。音声を文章に変換する技術です。次に**構文解析**が行われているのではないかと考えられます。文章から主語、述語、目的語などを特定します。そして、**意味解析**です。質問が何を聞いているのかを特定するためのプロセスです。意味解析がうまくいかなかったら、質問にもうまく答えられません。実際、ワトソンもクイズの質問が明確な疑問文で与えられなかった場合などに誤答することがありました。そして、意味解析を行った後、**答えの検索**を実施します。検索する先の知識体系の記述方式には、オントロジーやWord2Vecといった記述方法があります。さらに、日本語の場合には英語と異なり、単語と単語の切れ目がわからないため、構文解析を行う前に、**わかち書き**という解析を行い、文章から各単語を分割する必要があります。

　このようにテキスト解析には多くの技術要素があるため、ここでは特にオントロジーとWord2Vecについて簡単に紹介します。

○ 古くから使われている知識体系の記述方式のオントロジー

　知識の記述方式のひとつに**オントロジー**があります。コンピュータは単語を入力されただけではその単語の意味がわからないため、その言葉がどのようなものを指すのかを教えなければなりません。たとえば、「机」という単語があります。人は、赤ちゃんの頃から何度も机とはどういうものを指すのか大人から教わるので知っていますが、コンピュータは知りません。そこで、オントロジーによって、「机は家具であり、机にはダイニングテーブルや事務机を含んでおり、4本の足と天板がある」などの知識を体系的に記述します。

　知識の体系を整理するための概念としては、次の3つが用いられることが一般的です。

・一般–特殊関係
　クラスXがクラスYの一種である（is-a）という場合の関係です。机の例では、「Xは机、Yは家具」「Xはダイニングテーブル、Yは机」になります。

・全体–部分関係

全体を構成する要素としての部分（part-of）の関係です。机の例では、「机と足」「机と天板」の関係のことを指します。

・属性関係

その概念に関連して存在する概念との関係性のことです。机の長さや重さという概念は机という概念と密接に関係することになります。

医療でもオントロジーによって、医療の知識体系を記述しようとする取り組みがあります。**医療オントロジー**と呼ばれ、東京大学の大江和彦教授を中心として、2007年頃から10年以上にわたり取り組みが続けられています。

医療オントロジーの難しさは、**病気の診断基準を当てはめるだけでは病気の定義ができない**ことにあります。たとえば、糖尿病であれば、HbA1cの値や空腹時の血糖値によって診断できます。しかし、それだけで糖尿病を定義するのは不十分です。糖尿病で薬を飲んでいる患者が適切に血糖値を管理できている場合、その患者の糖尿病は治っているのでしょうか。服薬をしている以上、糖尿病であると定義されるでしょう。つまり、服薬の状況なども記載しなければ必要十分な知識体系にならないのです。また、臓器を定義する際にも難しい問題があります。胃は、胃袋という言葉があるように袋状の消化器官です。胃の部分に胃袋があると考えられます。しかし、たとえば、胃と食道のつなぎ目の噴門部と呼ばれる部分についてはどうでしょうか。噴門部はつなぎ目となっている部分を指すため、全体–部分で胃と食道のどちらに属するかを決定することは難しいでしょう。

医療は、このように**概念と定義を1対1で対応付けするのが極めて難しく**、10年以上かけて取り組みが続けられているのです。

○ 単語をベクトルで表すことで医療用語を記述する

オントロジーではなく、単語をベクトルで表すことによって、単語の類似度などを解析しようとする取り組みがあります。それが**Word2Vec**です。大量の文章を入力して学習することで、文章中に出てくる単語の関連性をベクトルで表現できるようになります。

ベクトルで表現することの利点は多々あります。まず、数値データであることから、機械学習や深層学習などのアルゴリズムを適用できる点です。また、足し

算や引き算をすることもできるようになります。たとえば、単語同士の足し算から別の単語を導くことができます。よく例として挙げられるのが、「王＋女性＝女王」などです。他にも文章中に出てくる単語ベクトルを足し合わせることで、文章をベクトルとして表現できる可能性があります。また、ベクトル同士の距離が定義できる、つまり単語同士の類似度の比較ができることも大きなメリットのひとつです。ベクトルの距離という概念を利用することで、オントロジーで作っていた知識体系に類似する体系を自動的に獲得できる可能性があります。

　Word2Vecの医療への応用も十分検討できるでしょう。先ほどオントロジーでは糖尿病と糖尿病治療薬との関係性を記述することが難しいと紹介しました。Word2Vecを用いることで、糖尿病と糖尿病治療薬との関係性を類似する概念としてベクトル表現ができる可能性があります（図1-5）。

　一方、医療特有の課題もあります。それは、**単語をベクトルに変換するための適切なアルゴリズムを作ることができるか**という問題です。たとえば、「肺がん」という言葉があります。これを「肺がん」という1つの単語として学習するか、「肺」と「がん」に分けて学習してしまうかによって大きな違いが出てきます。どういう単語を1つの単語として扱うかは参照する単語辞書の正確性に依存するため、大きな問題になるでしょう。

　また前述の通り、Word2Vecでは、文章中に出てくる単語の関連性をもとに単語をベクトル化します。そのため、医療用語を豊富に含み、単語のベクトル変換のアルゴリズムを作成するのに十分な量の文章を用意しなければ精度が高いアルゴリズムができないことも、Word2Vecを医療に応用するにあたっての大きな障害のひとつになるでしょう。

○ 予防領域で大きな期待が寄せられる異常検知

　異常検知は、その言葉からわかる通り、異常と思われるデータを検出するためのアルゴリズムです。異常が起きる確率は極めて低く、学習用データを集めるのが難しいため、**教師なし学習**と呼ばれる手法を取るのが一般的です。教師なし学習では、正常時の状態のデータを大量に収集し、正常であるという特徴を学習、そこから外れたものを異常データとする学習方法です。

　異常検知がよく用いられている例が、機械の故障検知やサイバーセキュリティです。機械の故障検知では、たとえば飛行機のエンジンにデータ収集のためのデバイスを設置し、故障につながるような挙動の早期発見に結び付けるような取り

図1-5 Word2Vecのイメージ

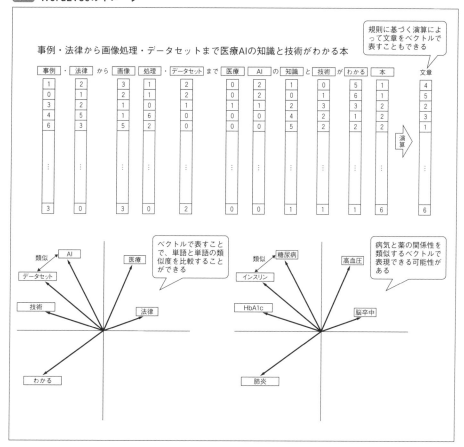

組みが行われています。またサイバーセキュリティでは、不審なトラフィックやサーバーからの大量のデータのダウンロードなどを検知し、システム担当者へとアラートを発信するような取り組みが挙げられます。

　医療においても、異常検知が役立つシーンは多くあるでしょう。たとえば、心電図から普段と違う波形が観測された場合にそれを異常としてアラートを出し、ICUの業務効率化を実現するなどの取り組みを行える可能性があります。

　このように、第3次AIブームを迎え、アルゴリズムがオープンソースとして気軽に使えるようになり、コンピュータの性能も向上した結果、医療においても多くの可能性が広がってきたことがわかります。

医療AIを後押しする
医療やヘルスケア業界の動き

○ アメリカでスタートしたプレシジョン・メディシン

　AIがブームを迎える中、医療AIを後押しするような医療やヘルスケア業界の動きにはどのようなものがあるのでしょうか。

　最初に取り上げたいのが、**プレシジョン・メディシン**という考え方です。日本語では、精密医療や個別化医療と訳されます。2015年にアメリカのオバマ大統領が、健康増進と治療方法の改革を行うことを目的にプレシジョン・メディシン・イニシアチブを提唱しました。それまでの治療法は、平均値をもとに、多くの人にとって良い治療法が選択されてきました。しかし、これからの治療は、個人の違いを反映することで、**その人にとって最適な治療を選択すること**が提案されています。2016年に2.15億ドルもの予算をかけ、医療の改革に乗り出しました。

　プレシジョン・メディシンに関する説明の中で、個人の違いとして挙げられているのが、遺伝子、環境、生活習慣です。遺伝子、環境、生活習慣をもとに治療を行うには、当然ですが、それらに関するデータが必要になります。すなわち、このイニシアチブで達成する目標は、単なる健康や治療の改革だけではなく、どのようにデータを収集するかを検討し、収集するためのデバイスの開発を推し進めることが示されたことになります。また、データ収集のために、100万人以上の参加者を集めた大規模な長期間にわたる追跡研究を行うことも同時に発信されています。

　この宣言から、プレシジョンという精密医療や個別化医療という方向性は一気に医療業界に浸透してきました。そして、プレシジョン・メディシンを進めるためのデバイス開発も同時に加速することになりました。

○ 全ゲノム解析によって大量のゲノムデータの収集が可能に

　プレシジョン・メディシンの中で取り上げられている遺伝子（ゲノム）に関する取り組みの中で最も注目されているのが**全ゲノム解析**です。2000年に**次世代シ**

ーケンサーと呼ばれる遺伝子解析装置が登場しました。従来のシーケンサーと異なる点は、同時並行して処理できるDNAの断片数がけた違いに多いことです。これによって、全ゲノム解析にかかる時間も大幅に短縮されました。

　日本では、2020年から全ゲノム解析のための体制整備に5.8億円の予算を盛り込みました。国立がん研究センターなどの医療機関が連携することで、10万人規模にも及ぶ患者の全ゲノム解析を実現させる取り組みがスタートしています。これまでは、変異する遺伝子に関心を払い解析を行ってきましたが、全ゲノム解析を行うことによって、それまで関心が払われていなかった遺伝子に重要な情報が見付かるかもしれないという期待があります。また、日本人のゲノムに関するデータベースを蓄積することによって、さまざまな病気の治療や予防に役立てられる可能性があります。大量のデータが収集できることは、AIによって新しいサービスが生まれる可能性があることを示しています。

○ ウェアラブルデバイスによって予防AIも検討可能に

　ウェアラブルデバイスの普及もデータの蓄積を大きく加速させています。

　iPhoneが発売されたのが2007年です。加速度センサーやジャイロセンサー、GPSセンサーなどの各種センサーが搭載され、歩行や運動、階段の昇降に関するデータが自動的に収集されるようになりました。その流れを追うかのように、2009年にBLE通信という低消費電力の通信モードが登場します。これによって、さまざまな機器が通信機能を備えるようになり、いわゆるIoTの世界が整備されていきます。

　さらに、2014年にはヘルスキットがリリースされました。これは、iPhoneのヘルスケアアプリに蓄えられているデータと他のアプリのデータとを連携できるようにした開発者ツールです。ヘルスキットの登場によって、他のIoTデバイスで測定した体温や血圧などの情報も自動的に1つのアプリに集約できるようになりました。2015年にはアップルウォッチが、17年にはフィットビットが発売されました。今や**血圧、酸素飽和度、心拍など、さまざまな生体指標が自動的に収集されるようになっています。**

　データが気軽に収集できるようになったことで、AIを適用できる可能性もますます広がっているといえるでしょう。日常的に心電図をモニタリングし、急性心不全などの心疾患の兆候を検知するAIも登場しています。**医療AIは治療だけでなく、予防医療にも貢献できる可能性が広がってきました。**

○ 医療AIブームとともに注目されているデジタル治療

　ウェアラブルデバイスやiPhoneなどのポータブルデバイスの普及によって、アプリを用いた情報提供や治療介入を行い、治療効果を向上させようとする取り組みが進んでいます。それが、**デジタル治療**です。日本では、デジタル薬などとも呼ばれています。アメリカの医療機器などの承認を行うFDA（アメリカ食品医薬品局）が初めて認可したアプリが、ウェルドック社の糖尿病の治療アプリです。治験の結果、同社のアプリによって、通常の治療では0.7％しか低下させることができなかったHbA1cの値を、1.9％低下させることができました。正常値が5.5％前後で、6.5％以上になると糖尿病予備軍と診断されるHbA1cなので、デジタル治療を用いることで通常の治療に比べ1.2％低下させたのはものすごい効果であるといえます。

　日本でも、デジタル治療の取り組みは進んでいます。日本で最も進んでいるのが、キュア・アップ社による**禁煙支援アプリ**です（図1-6）。2020年に日本で初めて**アプリとして医療機器の承認**を取得しました。その他にも、不眠症治療用のアプリを開発しているサスメド社や生活習慣病患者向けのアプリの開発を行っているセーブメディカル社などがあります。

　デジタル治療が広がってくると、患者が病気の治療にアプリを使うのが当たり前になってくると考えられます。AIによってデジタル治療を後押しする機会も増えてくることでしょう。

図1-6　日本最初のデジタル薬である禁煙アプリ

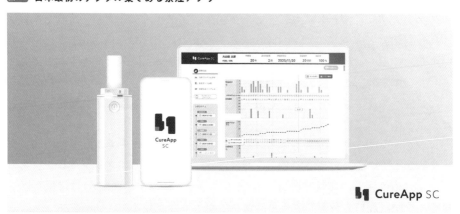

○ 人の行動を変えるためのナッジ

　デジタルの世界が進展してくると、いかにアプリによって人々の行動を変える
かが大きなテーマのひとつになります。いくら良いAIを作ったからといって、
そのAIを見てくれなければ宝の持ち腐れですし、見ても行動してくれなければ
何の意味もないわけです。

　人々に行動を起こさせるために注目されている行動経済学の理論に**ナッジ理論**
があります。ナッジ理論は、アメリカのリチャード・セイラー氏とキャス・サン
スティーン氏が2008年に提唱した理論です。2017年にノーベル経済学賞を受賞し
たことで、近年大きな関心を集め、実社会への応用が期待されています。ナッジ
というのは、肘でつつくようにそっと後押しする、という意味で、**人々に自然に
行動を促すこと**を示しています。

　ヘルスケアへのナッジの応用事例として、臓器提供に関する意思表示がありま
す。臓器提供をしたいという意思を示す場合（Opt-In）と、臓器提供をしたくな
いという意思を示す場合（Opt-Out）とで、臓器提供の同意割合はどのように変
わるでしょうか。2003年の『サイエンス』の第302巻に、臓器提供の意思表示が
Opt-Inの国とOpt-Outの国との臓器提供に関する同意の割合の比較が示されまし

図1-7 Opt-InとOpt-Outの臓器提供に関する同意の割合の比較

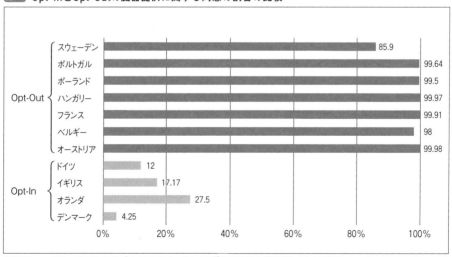

出典：Jhonson E.J. and Goldstein D.「Do Dafaults Save Lives?」（『サイエンス』第302巻）をもとに作成
URL http://www.dangoldstein.com/papers/DefaultsScience.pdf

た（図1-7）。グラフから一目瞭然ですが、Opt-Outの国のほうが臓器提供の同意の割合が圧倒的に多くなっています。これは、ナッジ理論の中でもデフォルトと呼ばれ、初期設定を変えることによって人々の行動変容を促すものです。

　日本でナッジ理論をヘルスケアに応用しているのがキャンサースキャン社です。同社はがん検診などの検診の受診率向上のためにこの理論を取り入れています。福井県高浜町や千葉県千葉市、東京都八王子市など多くの自治体で同社の知見を活かした検診率の向上が実現しています。なお、同社が制作したハンドブックが2019年に厚生労働省から発行されています。

　医療やテクノロジーが高度化している今だからこそ、さまざまな領域の知見を活かしたヘルスケアの向上施策が大切になってきます。医療AIにナッジなどの知見を導入することは大いに検討の余地があるといえるでしょう。

○ 電子カルテの普及による医療情報の電子化

7これまで患者を取り巻く環境を主にデジタルの側面から俯瞰してきました。では、病院のデジタル化はどのように進んでいるのでしょうか。

　病院で最も重要なシステムのひとつに**電子カルテ**があります。患者の症状や所見の情報、さらに診断や処方、今後の計画など、患者の治療に関わるすべての情報が保存されているのが電子カルテです。

　日本では、1999年に最初の電子カルテが開発されて以降、20年の間に徐々に電子カルテの導入が進んでいます。少し古い調査データですが、厚生労働省の2018年度の調査によると、電子カルテの導入率は2017年には一般病院で46.7％、一般診療所で41.6％となっています。診療所は、病床数が19床以下の医療施設を指しますが、一般診療所は全国で10万件存在します。その中で、まだ導入は4万件程度になります。2019年度の各所調査でも40％前後という調査結果が報告されており、**普及はまだ道半ば**です。

　一方で、電子カルテの普及の伸びが期待される情報もあります。近年、電子カルテをクラウドで提供している企業も増え、導入コストが下がってきていることもその一因でしょう。きりんカルテシステム社では、電子カルテの無償提供を実現しています。安価に電子カルテを導入できるようになったこともあり、矢野経済研究所社の調査によると、2019年に新規開業した診療所の電子カルテ導入率は95％と報告されています。このように**診療所の電子化が確実に加速**していることがうかがえます。

○ 医 療 Ａ Ｉ を 最 も 後 押 し す る 次 世 代 医 療 基 盤 法 の 施 行

　医療AIを後押しする法律が2018年に施行されました。それが、**次世代医療基盤法**です。それまで電子カルテのデータは医療機関が診療のためだけに扱えるものでした。しかし、医療の発展のためには、データは積極的に利活用していかなければなりません。

　では、なぜ電子カルテのデータを利活用しなければならないのでしょうか。たとえば、薬の効果の検証を考えてください。薬の効果の検証は治験で十分行われていると思うかもしれません。けれども、実際には治験は100人から1,000人程度に行われるにすぎません。これではその薬と似た作用をする薬があった場合、治験のデータからはどちらの薬が有効なのかといった議論をするのは難しいといわざるを得ません。また、患者にはいろいろな背景があり、副作用の有無もそれぞれに大きく依存しています。電子カルテのデータが利用できないと、どのような病気でどのような薬を処方され、症状が改善したかどうかを体系的に把握することが難しくなります。その結果、薬の効果の検証や副作用を見過ごす可能性があるなど、患者にとっても多くの不利益がもたらされることになります。

　このように患者にとって不利益があるにもかかわらず、これまでは個人情報保護法によって、患者の診療記録は利活用できないまま保存されていました。しかし、2018年の次世代医療基盤法の施行によって、診療記録であっても匿名加工をすることによって、データの利活用ができるようになりました。データ収集ができるようになることで、**AIの発展とともに多くの医療の発展が期待**できます。

　ただし、データ利用のための匿名加工は誰でもできるわけではありません。認定匿名加工医療情報作成事業者の認定を受けた事業者だけが匿名加工を行えます。医療施設などはこの認定事業者へと診療情報を送り、認定事業者が匿名加工処理を行った後、研究施設などに情報を提供することになります（図1-8）。最初に認定事業者として認められたのが2019年のライフデータイニシアティブ社です。データ加工の受託業者として、NTTデータ社が認定されました。2020年には両社と製薬会社であるファイザー社が匿名加工情報の提供に関わる契約の締結を行い、研究を開始することが発表されています。また、2020年には2社目の認定事業者として日本医師会医療情報管理機構社が認定されました。

　今後、匿名加工した医療情報を利用することによって、AIや医療の発展は加速していくことが期待されます。

図1-8 次世代医療基盤法によるデータ利用の流れ

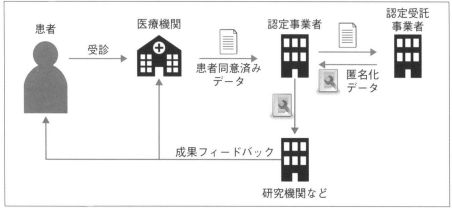

出典：内閣官房健康・医療戦略室 内閣府日本医療研究開発機構・医療情報基盤担当室「「次世代医療基盤法」とは」
URL https://www8.cao.go.jp/iryou/gaiyou/pdf/seidonogaiyou.pdf

医療データ収集のための
医療情報の標準化

○ 医療情報の利活用のためにはまずは標準化が必要

　電子カルテの普及や次世代医療基盤法の制定によって、医療データが生み出され解析できるための体制が整ってきました。ところが、実はもうひとつ乗り越えなければならないことがあります。それが、**医療情報の標準化**に関わることです。

　ウェブ標準をご存じでしょうか。今では当たり前のようにほとんどのWebページは標準化された形式にのっとって作られています。しかし、以前のWebページは標準化されていませんでした。その結果、Internet Explorerで見られるWebサイトがGoogle Chromeでは見られなかったり、表示の形式が崩れたりといったことが起こりました。そこで、ウェブ標準の導入の必要性が議論されるようになったのです。

　これと同じ状況が医療情報においても議論されています。複数のベンダーにまたがっても、データが当たり前のように授受され、表示できるようにならなければ、データの利活用は難しいといわざるを得ません。それが、ここで扱う医療情報の標準化の話です。

○ 画像の標準形式DICOM

　医療情報の標準形式のひとつで、画像を扱えるようにしたものが、**DICOM**（Digital Imaging and Communications in Medicine）という形式です。

　たとえばMRI画像を考えましょう。MRI装置はシーメンスヘルスケア社やGEヘルスケア社が大きなシェアを占めています。MRI装置で撮影したMR画像は、医療用画像管理システム（PACS）によって保存しています。このとき標準形式がないと、シーメンス社のMRIで撮影した場合、シーメンス社用のPACS、GE社のMRIで撮影した場合、GE社用のPACSを購入しなければMR画像の保存と表示ができないことになります（図1-9）。MRI検査を診療所が外注しMRI検査の

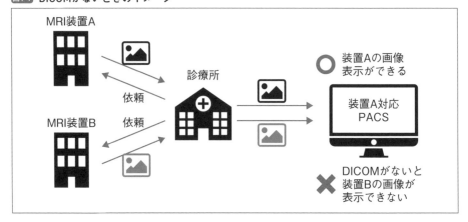

図1-9 DICOMがないときのイメージ

MRI装置A

診療所

依頼

MRI装置B

依頼

○ 装置Aの画像
表示ができる

装置A対応
PACS

✕ DICOMがないと
装置Bの画像が
表示できない

結果を見ようと思った場合、それぞれの会社のMRI表示ソフトを購入しなければならなくなり診療所にとっては大きな出費になってしまいます。

そのような課題を解消しようと、1980年代にアメリカで、医療画像の標準化の取り組みが開始されました。アメリカの放射線科学会（ACR）と電機連合（NEMA）が一丸となって、83年から標準形式の整備に取り組み始めました。そして、85年に最初の標準規格であり、DICOMの前身である**ACR-NEMA ver1.0**が作成されました。日本では87年に、医療画像システムの標準化に関する調査研究委員会によって、ACR-NEMA ver1.0の規格および日本語にも対応した標準規格の作成が実現しました。さらに、ACR-NEMAはver2.0を経て、93年にDICOMの標準形式が作成されました。これにより、今では**どの装置で撮影した画像もPACSで表示保存ができる**ようになっています。

○ 医療情報の標準形式HL7

DICOMは画像でしたが、もっと広範な医療情報の標準形式が**HL7**（Health Level 7）です。HL7を利用したものとして、電子カルテのデータ交換が重要なもののひとつになるでしょう。電子カルテのデータ形式がベンダー間で統一されていないと、他院との情報の連携が図れないことになります。また、電子カルテを買い替えようとした際に過去の電子カルテが見られなくなるといったリスクも存在し、標準化が必要になります。

DICOMの標準化の取り組みから遅れること4年、1987年にHL7インターナシ

ョナルという非営利組織がアメリカで設立されました。現在では、50カ国以上、500を超える企業が参画して、医療情報交換の標準化について取り組みを行っています。最初の標準形式としてのHL7 v2が作られたのが同年10月です。その後、HL7 v3やHL7 CDAというHL7 v3にのっとってXMLによる文書の交換形式を定めた規格などが作られてきました。そして、2018年には現在最も注目を集めているHL7 FHIRという規格がリリースされました。

　DICOMは画像データを扱っているため、これほど多くの規格が検討されてはいませんでした。しかし、病院内では、電子カルテだけではなく、薬の処方情報、治療費の請求書、各種検査依頼など、さまざまなデータがやり取りされています。また、近年はモバイルやクラウドのアプリケーションも登場しました。これらすべての情報を標準化し、医療従事者間で共有できなければならないため、HL7はv2、v3、CDA、FHIRと進展を遂げています。FHIRは実装に重点を置き、オープンソースで誰でも扱えるようになっています。また、RESTというウェブサービスで用いられている技術を活用することで、モバイルやクラウドへの対応も容易になり、今後、v2やv3を置き換えることが期待されています。

　日本においても、HL7の導入の動きは進んでいます。1998年に日本医療情報学会と工業会であるJAHISとの共同で日本HL7協会の設立が実現し、医療情報の標準化を進めています。

○ 地域医療連携で活躍するHL7

　日本でHL7の標準形式が必要とされる場面のひとつが、地域医療連携での利用です。地域医療連携とは、地域の中核病院と療養病院、診療所、その他の薬局などの施設間で患者データをいつでも相互に閲覧可能にする取り組みです。2000年には3件しかなかった地域医療連携の取り組みも、2010年に地域医療再生基金が設立され、15年には207件にまで急増しています。さらに、各地域の地域医療連携のネットワークを統合した形で全国的な保健医療情報ネットワークを構築する検討も国は進めています。

　相互に閲覧可能になるメリットは、たとえば患者が病院から退院し診療所に通う場合に、病院でどのような処置を受け、どのような病気の経過をたどっていたのかがわかることです。それによって、その患者が抱えるリスクなどを診療所でも把握できるようになります。病院側でも診療所のデータが見られるメリットはあります。患者が慢性疾患を抱えている場合、現在飲んでいる薬を把握できるよ

うになります。また、患者が救急車で運ばれ、患者自身が現在飲んでいる薬やアレルギーについて説明できない場合には、病院から診療所のデータを確認することで適切な処置を行えるようになります。このように、データ連携は患者にとって大きなメリットがあるといえます。

○ 日本ではHL7やDICOMを拡張したSS-MIXを利用

日本では、地域医療連携の実現のために、2006年に**厚生労働省電子的診療情報交換推進事業**（**SS-MIX**：Standardized Structured Medical Information eXchange）が開始されました。これは、HL7やDICOMのデータ形式にのっとったデータをどうやって保存し、どうやってアクセスするかまでを規定したものです。

SS-MIXでは、標準化ストレージと拡張ストレージの2種類のストレージを用いてデータをやり取りするようになっています。標準化ストレージでは、標準形式のHL7やDICOM形式のデータを格納し、拡張ストレージでは、標準化が間に合っていないデータを格納するようになっています。PDF、ワード、テキストなどのような形式の文書でも任意のデータファイルとして格納できます。標準化ストレージや拡張ストレージは、医師用端末など限定されたユーザーが閲覧できるようになっています。

診療所や医療機関から、SS-MIX標準ストレージにデータを書き込む方法は2種類あります。ひとつは、HL7やDICOM形式でSS-MIXのストレージにデータを送信し、ストレージ側でデータを変換する方法です。もうひとつはSS-MIXのストレージに対応した形式でデータを送信する方法です。いずれの方法を取るとしても、医療機関では、既存の電子カルテから標準形式でデータを出力するためのソフトウェアを必要とします（図1-10）。

○ 地域医療連携を実現するための課題

地域医療連携によって、医療機関の間で医療情報が共有されることは良いことばかりのように感じられます。さまざまな病院に行って、同じ検査を何度も実施しているという課題も、医療情報が共有されることで解決される可能性があります。患者にとっての負担は減り、医療費削減にもつながります。

利便性が高まる一方、実現には課題もあります。先ほど地域医療連携が急増していると紹介しました。しかし、全県単位で地域医療連携が実現している事例は、2017年時点で全国26県しかないのが実情です。このことは、地域医療連携が

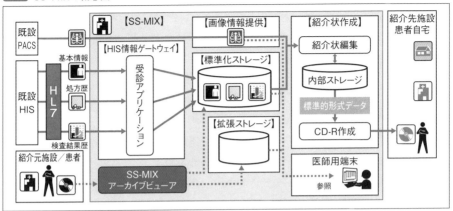

図1-10　SS-MIXの概念図

出典：日本医療情報学会『SS-MIX2 標準化ストレージ構成の説明と構築ガイドライン Ver.1.2g（2020.12.25 版）』
URL　http://www.jami.jp/jamistd/docs/SS-MIX2/g/SS-MIX2_StndrdStrgSpecGuidelinesVer.1.2g.pdf

全県単位ではなく、各市町村単位など、小規模な連携を多く含んでいることを意味します。では、なぜ全国的な導入が進んでいないのでしょうか。

　データをたくさんの人が見るという心理的なハードルが要因のひとつに挙げられます。「電子カルテのデータは誰のものか」という問いがあります。実は、病院のものであるとともに、記録の内容は患者の個人情報でもあります。いくら医師が地域医療連携を進めて情報連携を図りたいと考えても、患者の同意を得なければ医師が勝手にデータ連携することはできないのが現在の運用になっています。医師自身も自分が記した記録が他の医師に見られることに対する心理的抵抗感もあるでしょう。

　地域医療連携のネットワークを構築するための費用の問題もあります。2017年に日医総研が「ICTを利用した全国地域医療連携の概況」という報告書を出しています。その中で、システム構築費に関する調査結果も記載されています。システムの平均構築費用は年間約3,600万円、年間の運用費用は約1,200万円という結果が出ています。つまり、地域医療連携のネットワークを維持するためには年間5,000万円近い費用が必要になります。医療情報の連携によって、検査数が削減できることで医師側の収入は減る上、ネットワークの参加に費用がかかるとすれば、地域医療連携のネットワークに加盟する動機付けは減ってしまうでしょう。

　病院間で患者データをひも付けるにあたっての課題もあります。個々の診療所

や病院で診察券を発行して、独自のIDで管理しているのが現在の各医療機関の運用です。では、地域医療連携で、それらのIDを連携させるにはどのようにすればよいのでしょうか。氏名、年齢、保険証番号など、複数が一致すれば同一人物であるといえます。しかし、結婚などによって患者の姓が変わってしまったらどうでしょうか。現在の運用では難しいといわざるを得ません。**医療等ID**という医療のマイナンバーの導入を政府は検討しています。背景にはこういった医療の課題があります。

　このように地域医療連携のネットワークを運用していくにはまだまだ多くの課題があります。しかし、電子カルテの導入が進んできており、データの共有が議論される素地は整ってきているといえます。今の若い研修医は電子カルテが当たり前になっています。地域医療連携を行っている病院で研修をしている医師にとっては、他院の情報が見られるのが当たり前という環境になりつつあります。前述の課題も徐々に解決され、患者にとってより良い医療が実現できる、またデータの利活用も実施できる環境が数年の内に整ってくるのではないでしょうか。

プログラム医療機器の
開発および販売

○ 医療AIの提供のために

　これまで、データの収集に関する取り組みを紹介してきました。データの標準形式の整備や、次世代医療基盤法などの法整備によって、医療AIが浸透する素地が整ってきているといえます。しかし、データを集めてAIで新しいサービスが生まれたからといってすぐに病院で使えるでしょうか。もし、医者が、そのAIを使い間違った診断を下してしまったら、誰の責任になるのでしょうか。

　医療機器は、通称**薬機法**と呼ばれている「医薬品、医療機器等の品質、有効性及び安全性の確保等に関する法律」によって、有効性と安全性を担保した上で市場に提供されるようになっています。2013年に「薬事法等の一部を改正する法律」が公布され、プログラムまたはこれを記録した記録媒体（**プログラム医療機器**）が製造・販売の承認の対象として定められました。その結果、AIなどを含め、プログラムであってもその有効性と安全性を確保しなければ病院などで使えないことになりました。

　では、プログラム医療機器とはどのようなものなのでしょうか。たとえば、「今日の臨床サポート」という診療に用いるための辞書を提供しているWebサイトがあります。診療中に、このサイトで検索した情報に基づいて医師が診断を下した場合、このWebサイトはプログラム医療機器としての承認が必要なのでしょうか。

　法改正によって指定されたプログラム医療機器とはどのようなものを指すのか見ていきましょう。

○ 治療への貢献度とリスクをもとに定義されるプログラム医療機器

　2013年に法律が公布されて以降、プログラム医療機器に関する考え方は順次アップデートされています。該当性の基本的な考え方は次の2点だと厚生労働省から発表されています

①そのプログラムが疾病の治療、診断などにどの程度寄与するのか
②そのプログラムに機能の障害があった場合に、リスクはどの程度あるか

　これらの基本的な基準に鑑みた上で、具体的な事例が厚生労働省より発信されています。

　たとえば、医療機器で得られた画像などのデータを加工・処理し、診断・治療に用いるための指標、画像、グラフなどを作成するものは、プログラム医療機器であるとされています。第2章で具体的な事例は紹介しますが、たとえば、MRIの画像をAIによって処理し、病変画像を特定する支援を行うソフトウェアはプログラム医療機器であるといえるでしょう。

　また、治療計画・方法の決定を支援するプログラムもプログラム医療機器であるとされています。たとえば、AIによる手術のシミュレーションによって治療計画の作成に大きく影響を与えるものがそれにあたります。

　一方、プログラム医療機器に該当しないものの例も紹介されています。既存の電子カルテなど既に市場に出ていて臨床で使用されているものは基本的に該当しないと考えられます。たとえば、医療機器で取得したデータを、データ加工を行わず診療記録として保存するためのプログラムは該当しません。また、血液検査などのデータを統計処理して表示するプログラムについても、データの加工は行っていますが、直接的に診断に用いるものではないため、プログラム医療機器ではないとされています。

　また、公知の情報を用いて薬剤の投与量に関する知識を提供するプログラムもプログラム医療機器からは除外されています。前述の「今日の臨床サポート」も知識の提供を行うプログラムということで除外されるでしょう。

○ 医療機器は薬事承認が必要

　ここまでの説明で、どういうものがプログラム医療機器に該当するかはある程度明確になりました。開発しているプログラムがプログラム医療機器に該当しないAIであった場合、薬機法の対象とはならず、市場に提供することができます。

　では、プログラム医療機器に該当する場合はどうでしょう。この場合、医療機器と同じプロセスで届出、認証、承認のいずれかを行わなければなりません。届出、認証、承認のいずれに該当するかは医療機器のクラス分類に応じて変わります。

表1-2 医療機器クラスの分類

項　目	一般医療機器	管理医療機器	高度管理医療機器	
医療機器分類	クラス1	クラス2	クラス3	クラス4
届出・認証・承認	届出	認証基準 ・ある：認証機関の認証 ・ない：国の承認	認証基準 ・ある：認証機関の認証 ・ない：国の承認	国の承認
人体へのリスク	極めて低い	低い	中	高い
具体例	医療ガーゼ、脱脂綿	MRI	透析器	心臓ペースメーカー

　日本では、医療機器は、生体へのリスクに応じて4つのクラスに分類されています（表1-2）。クラス1に該当するものが極低リスク、クラス4に該当するものが高リスクと定められています。クラス1は、**一般医療機器**と呼ばれています。人体へのリスクが極めて低いもので、医療ガーゼや脱脂綿などが含まれます。クラス2の医療機器は、**管理医療機器**と呼ばれています。不具合が発生した際に人体へのリスクが比較的低いもの、たとえばMRIが該当します。クラス3とクラス4は**高度管理医療機器**と呼ばれます。クラス3は不具合が発生した場合に人体へのリスクが高いもので透析器などが、クラス4は生命の危険に直結するもので心臓ペースメーカーなどが該当します。クラス1は届出、クラス2またはクラス3で、かつ認証基準が存在するものは第三者認証機関による認証、それ以外は医薬品医療機器総合機構（PMDA）による審査、厚生労働省の承認になります。どのクラスに該当するかはPMDAから一般名称が公開されており、それをもとに判断します。また、一般名称がない場合には、新規の医療機器として承認の対象となります。

　医療機器や薬の開発にあたって、臨床試験や治験という言葉を聞いたことがあるかもしれません。これは、医療機器などが薬事で承認を得るために、安全性と有効性を示すために行われるものです。既存の論文や動物実験での裏付けで十分な場合など、必要になるデータ量は開発するシステムによるため、PMDAと相談しながら進めることになります。詳しくは第6章で解説します。

　AIを用いたプログラム医療機器を考える場合には、**AIの再学習**も考えなくてはなりません。これまで説明したプロセスは、プログラム医療機器を新しく市場に提供したいと考えた場合のプロセスです。では、再学習によってプログラムをアップデートした場合は、どのように市場に提供すればよいでしょうか。

　これについては、2019年時点では、再度同様のプロセスで承認申請を行わなけ

ればなりませんでした。しかし、2019年に薬機法の改正案が可決され、AIの再学習に関する新しい承認審査制度の導入が決定しました。今後、AIを利用したプログラム医療機器に関するアップデートのプロセスの簡略化が期待されます。

○ プログラム医療機器を開発・販売するためには業許可が必要

では、開発した医療機器が承認を受けると市場に提供できるかというとそういうわけではありません。**業許可**という医療機器を開発・製造・販売するための事業者としての許可が必要になります。こちらについても簡単に触れておきます。

業許可には3種類あります。**医療機器製造業、医療機器製造販売業、医療機器販売・貸与業**です。医療機器製造業の業許可は、プログラム医療機器の場合は、設計またはプログラムの記録媒体の保管をする場合に必要な許可です。医療機器製造業の業許可を持つ者は医療機器製造販売業の業許可を持つ者に対して、成果物を納入することになります。医療機器製造販売業の業許可は、プログラム医療機器の製品の流通や安全管理、品質管理の全責任を負う立場の事業者が必要な許可になります。プログラムの設計を行う事業者への監督責任も負います。医療機器製造販売業者は医療機器販売・貸与業の業許可を持つ者に対し、製品を販売することになります。そして、医療機器販売・貸与業の業許可は市場に対し、モノを売ることができる許可になります（図1-11）。

○ 医療機器が市場で普及するために必要な保険収載

プログラム医療機器の薬事承認と業許可を得ることで、AIを用いたプログラム医療機器の市場への提供が可能になります。市場に出た後に、その製品が普及するかどうかは、患者がお金をどの程度負担しなければならないかによって大きく

図1-11 業許可の種類と全体像

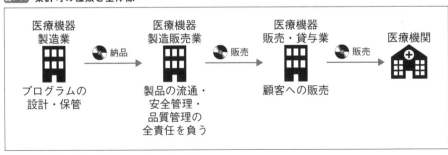

異なります。私たちは、通常、医師の診察を受ける場合、健康保険証を見せることで医療費の一部を負担するだけで済んでいます。それは、医師の診察が、保険の適用を受けられる範囲内で行われているからです。保険適用の範囲内で診察を行うためには、利用する医療機器などに対しても保険が適用できる必要があります。つまり、患者が自分で払うお金を安くするためには、診療に使われる医療機器が保険適用できるもの、すなわち保険収載されていなければなりません。保険収載されることによって、医者はその治療法を選択しやすくなり、患者も安く先進医療を受けられるようになります。そのため、**保険収載とそのプログラム医療機器の市場への普及とは密接な関係がある**ことになります。

　保険収載されるためには、まず保険適用希望書を提出します。そして、希望する機能や技術が既存のものと異なる新機能や新技術であった場合には、保険医療材料等専門組織による調査審議が行われます。そこで認められると、中央社会保険医療協議会（中医協）で、最終的に保険適用に値する機能や技術であるかが決定され、保険点数が決まります。

　ここまでAIを医療に適用するために必要なさまざまな工程を解説してきました。医療業界はさまざまな法律によって、厳しく安全性と品質が担保されている業界です。プログラム医療機器を販売し、市場でのプレゼンスを確保するために多くの時間とお金を使わなければなりません。一方、医療業界に参入した企業にとっては、大きな参入障壁がある業界でもあります。医療AIの制度整備が進んでいる今が医療業界に参入するチャンスなのかもしれません。

世界と日本の医療を取り巻く市場環境

○ 死因から見る世界の医療市場

　ここまで、医療AIの観点から押さえておくべき制度や昨今のトレンド、キーワードなどを説明してきました。それでは、市場環境はどのようになっているのでしょうか。プログラム医療機器を開発したとしても、市場が縮小しているならば事業継続は難しいでしょう。

　まずは世界の市場環境から見ていくことにしましょう。WHOは定期的に死因に関するデータを公開しています。死因が、すなわちその国や地域が重点的に取り組むべき医療の課題であるといえるため多くの示唆を得ることができます。必然的に市場も大きくなると予想されます。

　WHOでは、2000年と2016年の死因に関する実際のデータと、2030年、2045年、2060年の死因の予測値を算出しています（表1-3）。それらのデータからうかがうことができる世界の医療のトレンドについて俯瞰していきます。

　2016年の世界全体の死因トップ10を見ると、これらだけで全死亡数の54％を占めています。1位が虚血性心不全、2位が脳卒中、3位がCOPD（慢性閉塞性肺疾患）、4位が下気道感染症です。1位から3位は**生活習慣病に起因するもの**、4位の下気道感染症はなじみのない言葉ですが、肺炎や気管支炎などの感染症に起因するものです。2000年の死因も1位と2位は同じで、3位が下気道感染症、4位がCOPDと、トップ4の死因は順位が入れ替わるだけで変化はありませんでした。しかし、2016年の5位には**アルツハイマーやその他の認知症**が新たに登場しており、2000年と比べると、死亡数はおよそ2.5倍に増加しています。また、糖尿病も7位に入り、2000年と比べて1.5倍死亡数が増えています。

　それでは、2030年以降の予測では、死因はどのように変化するでしょうか。WHOの予測によると、1位と2位は虚血性心不全と脳卒中で変わらないとされています。また、COPDと下気道感染症も上位6位以内には必ず入り、死亡者数が劇的に減少することはないとされています。一方、死因の上位に入ってくる可能

表1-3 世界の死因ランキング

	2000	2016	2030	2045	2060
1	虚血性心不全	虚血性心不全	虚血性心不全	虚血性心不全	虚血性心不全
2	脳卒中	脳卒中	脳卒中	脳卒中	脳卒中
3	下気道感染症	COPD	COPD	COPD	アルツハイマーや その他の認知症
4	COPD	下気道感染症	アルツハイマーや その他の認知症	アルツハイマーや その他の認知症	COPD
5	下痢性疾患	アルツハイマーや その他の認知症	下気道感染症	下気道感染症	糖尿病
6	結核	肺や気管支がん	糖尿病	糖尿病	下気道感染症
7	HIV/AIDS	糖尿病	肺や気管支がん	肺や気管支がん	腎臓病
8	早産の合併症	交通事故	腎臓病	腎臓病	肺や気管支がん
9	肺や気管支がん	下痢性疾患	肝硬変	肝硬変	交通事故
10	交通事故	結核	交通事故	交通事故	肝硬変

性がある疾患として挙げられているのが、**アルツハイマーやその他の認知症と糖尿病**です。アルツハイマーやその他の認知症に関しては、2060年には死因の3位に入り、およそ7%の人の死因になると予想されています。また、腎臓病も今後増えてくる病気として、2016年の12位から2060年には7位に上がってくると予想されています。

　アルツハイマーや認知症といった精神科の病気、生活習慣病である糖尿病、さらに糖尿病の三大合併症にも含まれている腎臓病などが今後の医療において重要な位置付けを占めることがうかがえます。

　実際、これらの病気の課題を解決するような医療AIの事例も出てきています。詳しくは第2章で紹介します。

〇 医療AIは後発開発途上国の医療を救えるか？

　先ほどまでは世界全体のおおよそのトレンドを見てきました。

　後発開発途上国の医療市場についても、まずは死因からこれまでの経過と今後の予測を見ていきます（表1-4）。後発開発途上国とは、貧困国などとも呼ばれていますが、インフラなどの整備もままならない国々のことです。感染症なども多く発生し、多くの子どもの命が奪われています。では、実際の死因の内訳はどのようになっているのでしょうか。

　後発開発途上国でも2016年の上位10位の死因が全死亡数の54%を占めていま

表1-4 後発開発途上国の死因ランキング

	2000	2016	2030	2045	2060
1	下気道感染症	下気道感染症	虚血性心不全	虚血性心不全	虚血性心不全
2	HIV/AIDS	下痢性疾患	下気道感染症	脳卒中	交通事故
3	下痢性疾患	虚血性心不全	脳卒中	交通事故	脳卒中
4	マラリア	HIV/AIDS	下痢性疾患	下気道感染症	下気道感染症
5	結核	脳卒中	交通事故	下気道感染症	糖尿病
6	早産の合併症	マラリア	結核	結核	下痢性疾患
7	出生仮死と出産外傷	結核	HIV/AIDS	糖尿病	COPD
8	虚血性心不全	早産の合併症	マラリア	COPD	結核
9	はしか	出生仮死と出産外傷	早産の合併症	肝硬変	アルツハイマーやその他の認知症
10	脳卒中	交通事故	出生仮死と出産外傷	HIV/AIDS	肝硬変

す。最も多いのが全体の4位にもなっていた下気道感染症です。続いて、下痢性疾患、虚血性心不全、HIV/AIDS、脳卒中、マラリアと続いていきます。虚血性心不全と脳卒中は生活習慣病に起因しますが、それ以外は感染症となっており、やはり**感染症による死者が多い**ことがうかがえます。2000年のトップ5が下気道感染症、HIV/AIDS、下痢性疾患、マラリア、結核とすべて感染症だったので、状況は改善してきていることがわかります。

　では、将来の展望はどうなっているでしょうか。2060年には、虚血性心不全、交通事故、脳卒中、下気道感染症、糖尿病という死因の予測が出されています。感染症より生活習慣病に起因するものが上位になり、三大生活習慣病と呼ばれる糖尿病による死者が5番目になると予想されています。

　1978年にWHOとユニセフの呼びかけによって、旧ソ連のカザフ共和国の首都アルマ・アタに世界140カ国以上の代表が集まり、国際会議が開催されました。世界中のすべての人の健康を維持・向上するため、すべての政府や団体が行動を起こさなければならない、という強いメッセージとともにアルマ・アタ宣言が出されました。

　その宣言の中で、初めて**プライマリ・ヘルス・ケア**という概念が提唱されました。先進国と後発開発途上国との健康格差の解消を目指し、2000年までにすべての人々の健康を許容される水準にまで引き上げるために取り組んでいくことが宣言されました。そして、2000年にはGaviアライアンスという国際機関が設立され、後発開発途上国の子どもたちへのワクチン供給体制の整備が積極的に行われ

ています。そして、2018年にはカザフスタン共和国のアスタナにおいて、プライマリ・ヘルス・ケアを強化し、全世界の人々の健康と幸福が実現できるよう取り組んでいく旨のアスタナ宣言が改めて出されました。

　このように、1978年以降、プライマリ・ヘルス・ケアを実現するため、多くの政府・団体が取り組んできたことによって、後発開発途上国の医療環境は改善してきました。現時点では、感染症の死亡数も多く、治療を必要とする重大な病気であることは間違いありません。実際、**ワクチンのロジスティクス**に関する医療AIの取り組みもあります。しかし、さまざまな取り組みの結果、2060年には現在先進国で問題になっているような生活習慣病が新しい医療の課題になっていくと予想されます。先進国で医療AIの先進的な取り組みを実証しながら後発開発途上国への展開を見据えることで、医療AIの事業もスケールアップしていけるのではないでしょうか。

○ 先進国では生活習慣病の解決と医療過誤の防止が課題

　日本を含めた先進国の状況についても簡単に見ていきます（表1-5）。

　2016年の死因のトップ10を列挙します。虚血性心不全、脳卒中、アルツハイマーやその他の認知症、肺や気管支がん、COPD、下気道感染症、大腸がん、糖尿病、腎臓病、乳がんです。がんが3つ含まれていることが大きな特徴になっています。また、虚血性心不全、脳卒中、COPD、糖尿病、腎臓病など、生活習慣から生じる死因が含まれています。アルツハイマーは発生の原因はわかっていませんが、生活習慣病との関連が報告されています。たとえば、糖尿病の人は糖尿病でない人に比べ、アルツハイマーに1.5倍なりやすいというデータがあります。アルツハイマーも生活習慣と大きな関係があるといえます。また、認知症のひとつである脳血管性認知症は脳卒中を機に発症することが知られており、こちらも生活習慣病から生じる認知症であるといえます。

　このように、先進国の医療市場では、**生活習慣病の予防**が大きな意味を持つことがうかがえます。また、慢性的な病気も多く、病気になってからどのようにその病気を管理し、進行を遅らせるかも大切になります。

　以上、死因に関するデータを紹介してきました。一方、WHOの死因に出てこない隠れた死因があることが2016年の論文で発表され、大きな話題になりました。それが、**医療過誤**です。アメリカの調査で、医療過誤による死者は年間25万人にのぼり、アメリカの死因の3位に相当します。先進国で医療が高度化する

表1-5 先進国の死因ランキング

	2000	2016	2030	2045	2060
1	虚血性心不全	虚血性心不全	虚血性心不全	虚血性心不全	アルツハイマーや その他の認知症
2	脳卒中	脳卒中	アルツハイマーや その他の認知症	アルツハイマーや その他の認知症	虚血性心不全
3	肺や気管支がん	アルツハイマーや その他の認知症	脳卒中	COPD	COPD
4	COPD	肺や気管支がん	COPD	脳卒中	脳卒中
5	下気道感染症	COPD	肺や気管支がん	下気道感染症	下気道感染症
6	大腸がん	下気道感染症	下気道感染症	肺や気管支がん	糖尿病
7	アルツハイマーや その他の認知症	大腸がん	大腸がん	糖尿病	肺や気管支がん
8	糖尿病	糖尿病	糖尿病	大腸がん	大腸がん
9	乳がん	腎臓病	腎臓病	腎臓病	腎臓病
10	胃がん	乳がん	すい臓がん	すい臓がん	前立腺がん

ことによって、病気だけではなく、医療過誤のデータなども取得できるようになり、医師に求められる医療水準も高まっている状況にあるといえるでしょう。

このように、生活習慣病に対する取り組みは医療AIを用いて積極的に実施されるべきです。また、医師の**医療過誤を防ぐための医療AI**も今後ますます求められていくことが期待されます。

○ 日本の地域包括ケアの推進は新たな医療AIのビジネスチャンス

これまで世界の医療市場を見てきました。それでは、日本の環境はどのようになっているでしょうか。日本では、全人口に占める65歳以上の高齢者の割合が21％を超え、超高齢社会を迎えています。高齢化が進むと、医療費も増大します。2000年度には29.4兆円だった医療費が19年度には43.6兆円にまで膨らんでいます。さらに、団塊世代が75歳以上の後期高齢者になる25年に向け、医療費の抑制が喫緊の課題になっています。

そのような日本の医療環境にあって、政府が現在最も注力しているのが**地域包括ケア**です。地域包括ケアを実現するための各医療システムの連携が、地域医療連携です。では、地域医療連携のシステムを用いた地域包括ケアはどのような施策なのでしょうか。厚生労働省が「介護予防・日常生活支援総合事業の基本的な考え方」の中で、地域包括ケアについて説明しています。それによると、地域包

図1-12 地域包括ケアの全体像

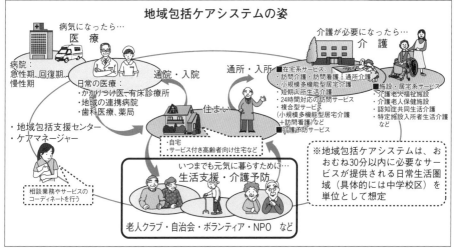

地域包括ケアシステムの姿

出典：厚生労働省老健局振興課『介護予防・日常生活支援総合事業の基本的な考え方』をもとに作成

URL　https://www.mhlw.go.jp/file/06-Seisakujouhou-12300000-Roukenkyoku/0000192996.pdf

括ケアとは、「重度な要介護状態となっても住み慣れた地域で自分らしい暮らしを人生の最後まで続けることができるよう、医療・介護・予防・住まい・生活支援が一体的に提供される」ための施策であるとしています（図1-12）。

　地域包括ケアを進めるためには大きく2つのアプローチがあります。ひとつが**医療機能の分化**、もうひとつが**在宅医療の推進**です。

　医療機能の分化は、地域で包括的に患者を診るために、高度急性期、一般急性期、長期療養などに病院機能を分けていく取り組みです。各地域に適切に病院を配置することで、地域で患者を診ることができるようになります。どの地域にどのように病院を配置するのが最適なのかを考えることは医療AIで解決すべき課題のひとつになるでしょう。医療資源の最適化の取り組みは、まずは現状の可視化から既に始まっています。

　在宅医療に対しては、患者の自宅での治療やケアが実施しやすい体制の整備が進められています。2014年には、在宅医療を実施する診療所に対し、報酬を与えるための診療報酬の改定が行われました。また、かかりつけ薬剤師という制度ができ、患者が薬に関する相談をしやすい環境が整備されました。在宅医療の推進が医療AIに及ぼす影響は多大であると考えられます。たとえば、ウェアラブルデバイスの利用です。在宅医療がない状態では、ウェアラブルデバイスの解析デ

ータは患者本人に何らかの指標として返すしかありません。しかし、在宅医療が積極的に推進されると、体調に関するデータが、たとえば診療所の医師やかかりつけ薬剤師に送信され、そのデータを診療の参考にできる可能性があります。患者の急変をAIで探知した場合に、医師に自動的に通報する仕組みの構築なども考えられるかもしれません。このように、在宅医療が普及することで、新しい医療AIの出口としての市場が拡大することにつながります。

　世界と日本の医療市場を俯瞰的に見ると、医療AIが取り組む必要がある領域がたくさんあることがわかります。また、今後も新しい制度整備によって、新たな市場が出てくることも十分あり得るでしょう。特に日本では、2025年に向けて多くの医療課題を解決していかなければなりません。そのためにも、医療AIによるイノベーションと社会実装を積極的に進める必要があります。

第 **2** 章

医療AIの事例

　第1章で見てきたように、医療AIに対する期待感が高まり、投資も活発になっています。法整備も徐々に進んできており、医療AIが社会で有益に活かされる土壌も整ってきたといえるでしょう。

　本章では、AIが医療にどのように貢献しているか、実際の開発例などを紹介します。研究ではなく、実際に事業として実施している事例を中心に紹介するので、今まさに医療の現場で活躍しているAIが多く登場します。AI導入の背景にも触れるとともに、医療AIを企画する際の助けになる情報も豊富に記載しました。

画像データへの
AIの適用

○ 細胞の顕微鏡画像を扱う病理

まずは医療現場で用いられている画像データに対するAIの適用事例を紹介します。

最初に紹介するのは、**病理の医療AI**です。病理という言葉にはあまりなじみがないかもしれませんが、がんの診断や治療にとても重要な役割を担っています。病理では、顕微鏡画像を主に使用しており、この顕微鏡画像に対してAIを適用しようとする取り組みがあります。

病理へのAIの適用事例について紹介する前に、病理の仕事について簡単に紹介しておきます。病理を専門とする医師は病理医と呼ばれ、大きく「組織診断」「細胞診断」「病理解剖」の3つの仕事を担っています。

組織診断とは、患者から採取された検査材料（生検）を顕微鏡で見ることで、がんの有無やがんの広がりについて診断することをいいます。たとえば、胃カメラで胃の内部の検査を行った場合を考えます。まず内科医が、胃カメラを用いた検査を実施します。そして、病変と疑わしい部位があった場合に、その組織を採取します。採取した組織は病理医に渡され、病理医はその組織ががんであるか否かを診断します。術中迅速診断も病理医の重要な組織診断の仕事です。こちらは、手術中に切除したがんがどのような性質のがんなのか、また切除した部位が適切だったかを診断し、執刀医が方針を決めるための指針を与えるものとなっています。

細胞診断とは、病変部の細胞を採取し、がんの有無を診断することです。たとえば、乳がんでしこりが見付かった場合に、しこりの部位に細い針を刺して細胞を採取することで、がんの有無を診断しています。細胞は、前述の組織診断で採取する生検に比べて小さく、患者への負担が少ない検査です。

病理解剖とは、患者が病気で亡くなった場合に行う解剖のことです。診断や治療が適切だったのかを事後に検証するために実施するもので、似たような症例を

抱える患者へのアプローチ方法の判断材料として利用します。たとえば、末期がんの患者は十分な検査が行えないので、がんの転移状況や広がりの状況を、死後に明らかにするために病理解剖を行っています。

○ 病理医の不足が医療 AI の普及を推進

　がんの診断に欠かせない役割を果たす**病理医の不足**が近年問題になっています。JAMA ネットワークオープンに 2019 年に掲載された論文によると、アメリカの病理医は 2007 年から 17 年の 10 年間で 17.53％減少したことが報告されています。イギリスにおいても同様の傾向があります。2018 年のイギリス病理学会の調査によると、必要な病理医数が確保できている病院は全病院の 3％しかないことが報告されています。また、病理医の高齢化も深刻な問題になっており、同調査で、およそ 4 分の 1 の病理医が 55 歳以上という事実が明らかにされています。中国においても、同様に病理医の不足が問題視されています。

　日本でも病理医不足は大きな問題となっています。病理学会によると、2020 年 11 月時点で、日本の病理医の数は 2,600 名程度で、全人口に対し、たったの 0.002％程度であると報告されています。前述の病理医不足が問題視されているアメリカの病理医の割合が 0.005％であることを鑑みると、日本の深刻さがうかがえます。

　病理医が不足することによる影響はいうまでもないでしょう。病理医の担っている組織診断や細胞診断などが行えないため、病理検査待ちになり、適切な治療が受けられない患者が増えてしまいます。検査が遅れることで、深刻ながんがあった場合には、人命に関わることになり、大きな問題だといえるでしょう。

　このような病理医不足が世界的に問題になってきている中で、**病理医の診断支援を行う AI** の開発が加速しています（図 2-1）。

　アメリカでは、ペイジ社が AI を用いた病理診断支援システムを開発しています。同社が開発したシステムは、2019 年に FDA の画期的デバイスプログラムによって、治療に有効なシステムとして認められました。また、同年には欧州の基準適合マークの CE マークも獲得しています。病理診断に寄与する AI として、今後、病理医不足を解消する一助を担うことは間違いないでしょう。

　日本においても、病理診断を支援するシステム開発は行われています。2018 年に創業のメドメイン社もそのひとつです。同社が開発した病理診断支援ソフトのピッドポートによる AI を用いた診断支援は、海外で販売が開始されています。

図2-1 病理へのAIの適用イメージ

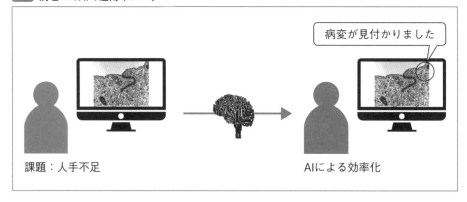

課題：人手不足　　　　　　　　　　　　　AIによる効率化

病変が見付かりました

　また、2018年、千葉大学フロンティア医工学センターと東芝デジタルソリューションズ社が、病理組織画像から胃がんのリンパ節転移巣を検出するAIの共同研究を開始したと発表しています。胃がんのリンパ節への転移の診断には、まず手術中に得られたリンパ節の組織をHE染色法という方法によって染色します。そして、染色によって得られた染色組織画像をもとに、がんの転移組織の有無を診断します。この研究では、染色組織画像中のがんの転移巣をセグメンテーションによって実線で囲むことで、病理医の転移巣の発見を支援するAIの開発に取り組んでいます（図2-2）。AIの力でリンパ節転移巣のセグメンテーションが短時間で正しく行われるようになれば、**病理医の負担軽減**が期待できます。

　病理医不足と高齢化の問題は今後ますます顕在化してくると予想されます。世界中で病理診断へのAIの適用は待ったなしの状態になっているといえるでしょう。日本においても開発の加速化が期待される分野のひとつです。

○ C Tや M R Iに代表される画像診断

　病気を診断する際に用いられる検査のひとつに**画像診断**があります。健康診断のときにも必ず胸部のレントゲン撮影が行われているので、年に1回は目にすることがあるでしょう。新型コロナウイルスで話題になっている肺炎を診断する際にもレントゲン撮影が行われ、肺に影が映っていないかが診断基準となっています。

　レントゲン撮影について簡単に紹介しましたが、画像診断に用いられる検査には大きく分けて3つの検査があります。それは、X線検査、MRI検査、核医学検査

46

図2-2　胃がんのリンパ節への転移のセグメンテーションの例

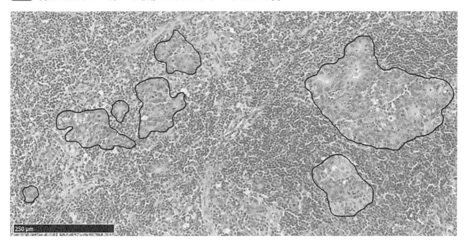

出典：東芝デジタルソリューションズ株式会社ニュースリリース
URL https://www.toshiba-sol.co.jp/news/detail/20180131.htm

です。X線検査をさらに詳細に分けると、一般撮影検査とマンモグラフィ、IVR、CT検査、消化管造影撮影に分けられています。

　画像が得られるとAIの適用可能性は大いに高まります。特に日本では、人口100万人に対するCTとMRIの設置台数がOECD加盟国の中で1位となっており、画像撮影が行われやすい環境であるといえます。核医学検査と消化管造影撮影は、AIを適用する研究は実施していますが、製品化の取り組みは少ないため、それ以外の事例について紹介します。

○ X線の一般検査に対するAIの適用事例

　まずは、X線の**一般撮影検査**に対するAIの適用事例から紹介します。

　グーグル社の医学研究機関である**グーグルヘルス**が、2019年にAIを利用して胸部X線画像から気胸をセグメンテーションした結果について公開しました。気胸とは、肺に穴が空き、肺の外側に空気が漏れた状態のことをいいます。漏れた空気が胸腔内にたまると肺がつぶされるので、息苦しさなどの症状が現れます。X線画像から肺のつぶれの程度を確認することで重症度を診断できます。同社では、アポロ病院との共同研究によってAIの学習用データを集めて、NIHで公開されているオープンデータとあわせて60万件以上のデータによって研究を遂行し

ました。

　日本では、ライフサイエンス領域の画像解析に強みを持ち、2014年に設立されたエルピクセル社が研究を進めています。同社では、**胸部X線画像の肺結節と考えられる部位のセグメンテーションを行う診断支援AI**を開発しています。肺結節は、肺がんの初期変化として現れます。2020年に、同ソフトは医療機器製造販売承認を取得しており、8月から販売が開始されています。

○ AIはマンモグラフィのデンスブレストの課題を解決するか？

　次に、**マンモグラフィ**のAIの適用事例を紹介します。マンモグラフィとは、乳房専用のX線撮影装置のことを指します。厚生労働省の全国がん登録の罹患者数の2016年のデータによると、乳がんは女性のがん罹患数の中で最も多いがんだと報告されています。マンモグラフィは、乳がんの早期発見に有効であるとして、近年積極的に推進されています。

　マンモグラフィの診断が難しいケースとしてデンスブレストが挙げられます。乳房は主に乳腺実質と脂肪組織から構成されていますが、デンスブレストは、乳腺実質の割合が高い乳房のことを指します。乳腺実質はがん病変と同様マンモグラフィで白く写り込むため、がん病変の発見が難しく、見逃しが発生するケースが多くなります。このような課題に対し、特徴量を自動的に学習する深層学習は、人が気付かないような、デンスブレスト中のがん病変に気付く可能性があるのではないかと期待が高まっています。

　マンモグラフィのAIの適用事例で2020年最も注目を集めたのが、グーグル社ではないでしょうか。2020年1月の『ネイチャー』に、グーグル社の開発したAIによる**乳がんのスクリーニングの精度が人間を超える**という論文が掲載されました。前述のグーグルヘルスや、グーグル社のグループ企業で、画像解析技術に強みを持つイギリスのディープマインド社などが研究に参画しています。その研究でAIの学習に、イギリスとアメリカで撮影された3万弱に及ぶマンモグラフィの画像が利用されました。深層学習で、高精度のAIを構築するために多くの画像が必要とされることがわかります。

　また、既にFDAの認可を受けているシステムも存在します。フランスのセラピクセル社やオランダのスクリーンポイントメディカル社が、AIによってマンモグラフィから変異部位を特定するAIの開発を行っており、CEマークおよびFDAの認可を取得し、ソリューションが販売されています。他にも、イスラエルのゼ

ブラメディカルビジョン社がFDAの認可を取得しており、韓国のルニット社も CEマークを取得しています。

　日本においても、ディープマインド社とマンモグラフィの画像解析の共同研究 が始まっています。同社と東京慈恵会医科大学附属病院が、2018年から5年間の 医学研究パートナーシップを締結したことが発表されています。アジア人はデン スブレストが多いといわれています。この共同研究によって、日本人の特徴に沿 った日本でも適用可能なAIの開発が期待されます。

○ I V R に 対 す る A I の 適 用 事 例

　次に、IVR（Interventional Radiology）の事例を紹介します。IVRとは、X線画像を 利用した検査および治療のことです。IVRの一部に、血管造影という、血管内に 造影剤というX線画像に血管を写りやすくするための医薬品を投与することで血 管を描出する手法があります。カテーテルなどを目的の血管に通し、その部位に 造影剤を注入することで検査や治療を進めたい部位の造影を行っています。

　2019年創業のアイメドテクノロジーズ社では、脳血管内手術を支援するAIを 開発しています。脳血管内手術は、脳梗塞やくも膜下出血に対する治療方法のひ とつです。血管造影を行い、リアルタイムにX線画像を見ながらカテーテルを治 療部位にまで進めていく手術です。既存の血管造影では、X線画像が不明瞭であ るという課題があったため、同社は血管造影で得られるリアルタイムの動画像を 解析し、危険な場所でアラートを発するシステムを開発しています。

○ 撮 影 の ス ラ イ ス 枚 数 が 莫 大 な C T と M R I

　最後に、CTとMRIの画像解析AIの適用事例を紹介します。

　CTとは、X線によって、全身の輪切りの画像（断層画像）を撮影できる機械の ことです。0.5〜数mm幅でスライス撮影ができ、スライス数は数百〜数千枚に及 びます。CT検査は、病気の精密検査や手術前後の精密検査、経過観察など、さま ざまな用途で利用されています。MRIも同様に、全身の断層画像が撮影でき、骨 折やアキレス腱断裂などの診断はもちろんのこと、脳卒中や認知症の診断など、 さまざまな精密検査に利用されています。スライス幅もCTと同様数mmで、ス ライス枚数は数百〜数千枚にのぼります。

　CT、MRIどちらも近年設置が進んできており、撮像できる範囲や撮影枚数、 解像度も日進月歩で性能が向上しています。それに伴って、CTやMRIの画像か

ら病気の診断を下す放射線科医に対する負荷も年々高まってきている状況にあります。

　その一方で、病理医と同様、**放射線科医も医師不足**が取り沙汰されています。イギリスの放射線科の専門機関が2018年に発表した報告によると、2018年時点で1,104人不足している放射線科医が、23年には1,867人まで達すると予測されています。日本でも放射線科医の数は少なく、充足率は30％にすぎないともいわれています。その結果、1人の放射線科医が診断しなければならないCTやMRIの画像数も多く、報告書の数で、アメリカに比べ2.7倍多い現状があります。

○ C T や M R I の 画 像 に 対 す る A I の 適 用 事 例

　このような状況の中で、**CTやMRIの画像診断に対するAIの開発**も加速しています（図2-3）。

　アメリカでは、エンリティック社がCTやMRIの画像診断支援のAIを開発しています。臨床研究の結果、同社のシステムを用いると、胸部CT画像の悪性腫瘍の発見を18カ月早期化できるという結果が出ています。また、放射線科医の1枚の画像を見る時間も21％削減したという結果も出ています。同社のシステムは日本での展開も検討されており、2019年に、同社とコニカミノルタ社、丸紅社との間で、胸部X線AIの開発に関する共同開発契約の締結についての発表がされました。

　アメリカのビズ社も同様にCTやMRI画像の画像解析AIの開発を進めています。同社の開発するAIを搭載した脳卒中の診断支援システムは、2020年にFDA

図2-3 MRIへのAIの適用イメージ

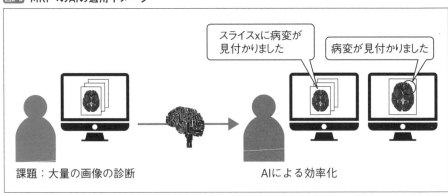

からの認可を受けています。イスラエルのエイドックメディカル社もCT画像中の異常部位を特定する画像解析AIを開発しています。2018年には、脳画像中の頭蓋内出血を検出するソリューションによってFDA認可を取得しています。また2019年には、胸部のCT画像から肺塞栓症<ruby>肺塞栓症<rt>はいそくせんしょう</rt></ruby>の検出、頸椎の画像から頸椎骨折<ruby>頸椎<rt>けいつい</rt></ruby>を検出するソリューションによってFDA認可を取得しています。

　日本において先進的な企業としては、前述のエルピクセル社が挙げられます。X線画像に加え、MRI画像の診断においても同社の画像解析技術を用いたシステム開発が進められています。たとえば、大阪市立大学との共同研究で、MRIを用いて脳の血管を撮影したMRI画像から、<ruby>脳動脈瘤<rt>のうどうみゃくりゅう</rt></ruby>を検出するシステムを開発しています（図2-4）。2018年の論文では、**システムによる補助によって脳動脈瘤の検出数が5〜10%程度上昇する**という結果が得られたと報告しています。そして、2019年にはプログラム医療機器としての承認を取得しています。また、NTTデータ社とメッドサポートシステムズ社が2019年に脳MRI画像診断支援ソリューションの実証実験を開始すると発表しました。CT画像に対しては、富士フイルム社が肺結節を検出するシステムを開発し、2020年にプログラム医療機器の承認を取得しています。

　また、日本企業と海外企業との業務提携も進んでいます。エムスリー社は、胸

図2-4　脳動脈瘤の検出例

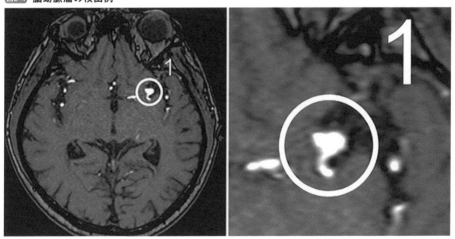

※「1」は最も存在確率が高いことを示している
出典：Ueda D et al.（2018）「Deep Learning for MR Angiography: Automated Detection of Cerebral Aneurysms」（『Radiology』第290巻）より転載
URL　https://doi.org/10.1148/radiol.2018180901

部CT診断支援AIを開発する韓国のビューノ社と提携し、同社のシステムを日本国内で販売することを発表しています。キヤノンメディカルシステムズ社は、自社でも既に承認を取得したプログラム医療機器を開発していますが、CT画像を用いた脳卒中の検出AIを開発しFDAの認可を取得しているフランスのアヴィセンナ社との業務提携も進めています。

このように、アメリカや日本でさまざまな画像診断支援のAIが開発されています。MRIやCTの機器開発が進む中、ソフトウェアの発展によって、放射線科医の負担が増えることなく高度な医療が受けられる世界がきっと実現することでしょう。

○ 新型コロナウイルス肺炎のCT画像に対するAIの適用事例

2020年には、**新型コロナウイルス肺炎のCT画像に対するAIの適用**についても多数の事例が登場しました。

日本では、2つのAIがプログラム医療機器の承認を受け、販売されています。ひとつが中国のインファービジョン社が開発した肺炎の検出AIです。日本では、CES社から販売されています。もうひとつも中国ですが、アリババDAMOアカデミー社が開発したシステムです。このシステムは、エムスリー社の子会社であるMICメディカル社から販売されています。

日本のメーカーでは、富士フイルム社やNTTデータ社が、新型コロナウイルス肺炎のCT画像に対する診断支援AIの開発を行うと発表しています。NTTデータ社のシステムは、インドのディープテック社と共同で開発し、まずはインドのルビー・ホール・クリニックから導入が開始されます。

新型コロナウイルスという新たな危機に直面し、放射線科医の負担をできる限り減らすため、ウイルスの流行から1年もたたないうちにさまざまなメーカーが診断支援ソリューションを提供し始めたことがわかります。特に、中国は驚くべきスピードで開発を進め、中国国内や日本への販売を進めています。

○ さまざまな領域で活躍する画像データを解析する医療AI

病理や画像診断以外にも、さまざまな領域で画像解析を用いた医療AIが開発されています。

たとえば眼科の領域では、眼の病気の診断に用いられる**眼底画像を利用したAI**の開発が進められています。眼底画像は糖尿病の合併症である糖尿病性網膜

症や高血圧性網膜症、緑内障などのさまざまな病気の診断に用いられています。アメリカのアイディーエックス社は、眼底画像から糖尿病性網膜症の診断を支援するAIを開発しています。同社のシステムは、FDAが初めてAIを用いた画像診断支援システムとして販売を承認しました。日本においても、ニコン社がグーグル社の関連会社であるベリリーライフサイエンス社とともに、糖尿病性網膜症の診断支援AIを開発しています。また、自治医科大学発のベンチャー企業であるディープアイビジョン社は、眼底画像から候補病名を読影医に提示するAIシステムを開発しています。健康診断センターから送られてくるデータをAIが診断し、読影医が診断を確定させ、健康診断センターに送り返すソリューションを2020年から提供し始めています。

　皮膚科の領域では、**皮膚がんの診断支援AI**が開発されています。スマートフォンなどで皮膚の画像を撮影し、そこに写った皮膚斑点からそれがメラノーマであるかどうかを判定します。オランダのスキンビジョン社、ドイツのマイスキン社などが開発を行っています。日本ではカシオ計算機社が2022年にクラウドサービスとして展開できるよう開発を進めていると報道されています。

　循環器領域では、イギリスのウルトロミクス社が、**心臓の超音波画像に対し、AIを適用するシステム**を開発しています。同社のシステムでは、心臓の収縮性に関する尺度であるEFやGLSの計測、左心室の体積の同定などを自動的に行うことで、医師の診断支援を行っています。このシステムは、既にFDAの認可を得ています。また、冠動脈疾患の発症を予測するAIも開発しており、このシステムは既にCEマークを取得しています。

　内視鏡の画像診断AIも開発されています。日本においては、大腸内視鏡画像中に病変が見付かったときにアラートを出す診断支援AIシステムが、プログラム医療機器としての承認を取得しています。最初に承認を取得したのが、昭和大学横浜市北部病院、名古屋大学大学院、サイバネットシステム社の3者によって共同開発されたもので、2020年5月からオリンパス社より販売が開始されています（図2-5）。富士フイルム社も同じく大腸内視鏡画像の診断支援AIシステムでCEマークの認可および日本国内でのプログラム医療機器の承認を取得しています。また、AIメディカルサービス社でも同様に内視鏡の診断支援AIの開発を進めています。

　手術支援では、アイメドテクノロジー社の事例を先述しましたが、2020年創業のアナウト社も同様に画像解析を利用した**手術支援のAI**を開発しています。同

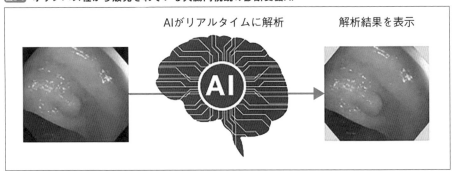

図2-5 オリンパス社から販売されている大腸内視鏡の診断支援AI

AIがリアルタイムに解析　　　解析結果を表示

社では、手術時に用いられる腹腔鏡の動画像を解析し、手術の支援を行うAIを開発しています。

　また、インフルエンザの新しい検査方法として画像を用いた検査方法の開発も進められています。2017年創業のアイリス社がインフルエンザ濾胞というインフルエンザの際に特徴的にのどの奥にできる腫れものに着目し、**インフルエンザの診断支援AI**を開発しています。

　今後も、さまざまな領域で画像をもとにしたAIの開発が進み、これまで実現できなかった医療の効率化、医師の負担軽減ができるのではないかと考えられます。

電子カルテなどの
テキストデータへのＡＩの適用

○ 病名を類推するＡＩは希少疾患を発見できる可能性がある

　これまで見てきたように、深層学習のブームによって、AIを用いた画像解析の事例は数多く登場することとなりました。画像データに加え、医療の領域では電子カルテのデータも重要な役割を担っています。電子カルテのデータには、患者の病歴の情報や現在の病状の経過などがすべて記載されています。それらのデータに対してAIを適用することで、医師をサポートする機能が開発できる可能性があります。

　患者データを利用したAIの適用事例として、**病名の推測に関する取り組み**があります。

　2016年に、IBM社の**ワトソン**が、珍しい白血病患者の病名をAIによって言い当てたことが大きく報道されました。当時、東京大学医科学研究所に急性骨髄性白血病で入院し、抗がん剤治療を受けていた女性がいました。回復経過が悪かったため、ワトソンを用いて解析を行ったところ、急性骨髄性白血病が二次性白血病という珍しいタイプであることが判明しました。その結果を受け、治療方針を変更したところ女性は回復に向かいました。これは、女性から採取した遺伝子情報をもとに、ワトソンに蓄えた論文データベースから類似のがんを特定したことによって実現しました。

　IBM社のワトソンは論文を検索するシステムでしたが、**症例報告を検索するAI**も開発されています。それが、日本内科学会、自治医科大学、東京大学、プレシジョン社により開発されたAI検索システムです。日本内科学会に蓄積されている5万件以上に及ぶ症例報告を構造化し、患者の症状や所見と類似する疾患を検索することができます。このシステムは日本内科学会の会員は無償利用できます。自治医科大学の卒業生は、卒業後すぐにへき地医療など第一線で活躍することになっています。経験の浅い医師が希少疾患を発見するための補助になるなど、このシステムは大いに役立つと考えられます。

初診の際に患者が記載する**問診をAIによって最適化**し、病名予測を実現する取り組みをしている会社もあります。それが、2017年創業のユビー社です。最近では3分診療などといい、診察時間が3分程度である場合がほとんどです。そのため、診察前の待ち時間を有効活用し、なるべく多くの患者の症状を集めようというのが同社の開発するAI問診Ubieというシステムです。患者が入力する症状に応じて質問項目が最適化されることで、より深く患者の症状を尋ねられます。また、その結果を用いて病名の推測を行えるようになっています。AI問診Ubieは、新型コロナウイルスに対し、拡張機能として、「COVID-19トリアージ」支援システムが利用できるようになりました。患者の入力内容の中から、新型コロナウイルスの感染が疑われる症状を事前に医師に警告でき、院内感染を防ぐことができます。

○ 診察時の医師の意思決定を支援する医療AI

　ここまで病名の推測による診断支援システムを紹介してきました。医師が患者を診察する際には、病気の診断は重要な仕事のひとつですが、それだけではなく、**治療方針や薬の処方の決定**なども行わなくてはなりません。そのような業務を支援する医療AIも開発されています。

　スウェーデンのレイサーチラボラトリーズ社が、放射線治療の治療方針をAIによって作成するシステムを開発しています。このシステムは、患者情報やCTの画像を解析することによって、過去に学習したデータからその患者にとって最適な治療方針を提示できます。2019年には、カナダで患者の治療に実際にシステムを利用したと発表されています。

　薬の相互作用を予測するAIシステムも開発されています。薬の相互作用という言葉になじみのない人もいるかもしれませんが、複数の薬を飲んだ場合に、1種類の薬では出てこない副作用が出てくることがあり、それを薬の相互作用といいます。薬の説明書（添付文書）にも相互作用の項目があり、医師が薬を処方する際には、相互作用が起こらないよう気を付けなければなりません。

　しかし、薬の組み合わせは莫大な数になり、また、毎年のようにたくさんの新薬が開発されている中で、薬の相互作用に気付くことは非常に難しいといえます。そこで、AIによって、薬の相互作用の予測システムを開発する取り組みが行われています。2019年に、ハーバード大学、IQVIA社、IBM社、ジョージア工科大学の4者による共同研究結果が発表されました。研究では、既知の薬の相互作用

のデータベースを利用することで、新たな薬の相互作用を高い精度で予測することに成功しています。今後、この研究成果を活かしたシステムによって、新薬の相互作用を素早くチェックできることや、これまで気付かれていないような薬の相互作用をチェックできる可能性に期待が寄せられています。

○ 医療AIを開発するために必要な電子カルテの構造化

電子カルテを解析するためには、電子カルテに記載される文章を構造化しなければなりません。第1章で、医療情報の標準化の取り組みについて紹介しました。一方で、標準化してできることには限界があります。患者の問診内容や所見の情報は電子カルテに記載されていますが、それらの情報は一般的には文章で記載されます。この情報をAIに用いる教師データにするためには、さらに構造化が必要になります。これについてはいくつかの企業が、**電子カルテの構造化の取り組み**を行っています。

たとえばアマゾン社は、**医療情報を構造化するための自然言語処理サービス**を提供しています。同社が構築した医療用語のデータベースを利用することによって、医療文章から医療用語や処方薬の情報を抽出できます。2018年からサービスの提供が開始され、翌年からは病名と病名に割り振られている標準コードとの対応付けが効率的にできるようになりました。eコマースから発展してきた同社ですが、今後、医療の領域でも使われるシーンが増えてくることが予想されます。

また、イギリスでは、クリニシンク社が、医療データの構造化によるサービス提供を行っています。同社のシステムは**治験の患者検索支援**などで利用されています。薬の治験を実施する際には、その薬の治療対象となる患者を探す必要があります。電子カルテデータが構造化されていないと、電子カルテを開いて内容を確認して治験の対象患者としてふさわしいかどうかをすべて手作業で実施しなければなりません。しかし、構造化されることによって、素早く患者の検索ができるようになります。

日本では、電子カルテベンダーであるきりんカルテシステム社がTXPメディカル社とともに電子カルテを構造化するための医療言語処理エンジンを開発したことを発表しています。TXPメディカル社は救急外来のシステムの提供などに強みを持ちます。同社が医療用語を整備することで、きりんカルテシステムズ社の開発する電子カルテから医療情報だけを抜き出し、構造化することが可能になりました（図2-6）。

図2-6 きりんカルテシステムズ社による電子カルテの構造化

通常のカルテ	構造化カルテ

S：朝から頭が痛い。鼻水、のども痛い。咳が出る。
熱MAX38度。下痢や嘔吐はなく、食事は取れている。
周囲にインフルエンザなし。孫からうつったのかもしれない。薬希望。
心筋梗塞でカテーテル治療後。
内服：アスピリン、コレステロールの薬（スタチン）

O：
元気そう。
項部硬直なし。
扁桃cnp、リンパ節は触れない。Chest clear

AP：
風邪？
高齢なのでレントゲンだけ撮っておく
→肺炎ではなさそう。URI s/o.処方で経過観察。

標準症状名	有無
頭痛	＋
鼻水	＋
咽頭痛	＋
咳	＋
発熱	＋
下痢	－
嘔吐	－

標準化既往歴名	備　考
急性心筋梗塞	カテーテル治療後

標準化常用薬名	薬効分類コード
バイアスピリン	3399
スタチン	2189

標準化診断名	備　考
急性上気道炎	疑い

　電子カルテデータの構造化に関する取り組みは、具体的なサービスに結び付くのは難しいところではありますが、既に紹介した病名の推測や治療方針の決定支援など、構造化データが必要とされるシーンは多くあります。アマゾン社の事例のようにGAFAも乗り出してきています。今後ますます競争が激しくなってくる領域ではないでしょうか。

○ 文章情報が豊富な精神科

　電子カルテの文書解析は、**精神科の領域が最も進んでいます**。精神科の特性として、電子カルテに多くの文章を記録するため、文書解析AIの開発が進んだと考えられます。

　精神科に注力し、電子カルテの解析AIを開発しているのが大塚デジタルヘルス社です。日本IBM社と大塚製薬社との合弁会社である同社では、電子カルテのデータから長期入院と病気の再発に影響を与える因子を自動抽出する医療AIを開発しています。

　また、フロンテオ社も精神科の領域に注力しています。同社は創業当時、法律領域の文書解析を実施するリーガルテックとしてのAI開発を行っていました。

そこで得られた文書解析AIの知見を活かし、医療文書の解析を実施しています。同社は、慶應義塾大学および共和薬品工業社とともに、認知症の診断支援AIの開発に取り組んでいます。患者と医師との5〜10分程度の会話情報をAIによって解析することで認知機能障害の有無を判定しています。

　AIの応用事例のひとつである文書解析ですが、まだまだ医療領域においては黎明期であると考えられます。オントロジーや医療用単語の整備などとともに医師の診療の効率化に資するAI開発の加速化が期待されます。

〇 一般人向けの病気のスクリーニングA I

　病院に行く前に一般の人が自分の症状の緊急性やかかるべき診療科などを判断するための情報を提供するAIも開発されています。このようなスクリーニング用途のAIの中には、**Webサイトで気軽に利用できる**ような無料サービスも登場しています。現在の自分の症状を入力することで、病気の原因に関する示唆を得られます。

　アメリカでは、健康や福祉に関するニュースメディアであるウェブMD社がスクリーニング用の医療AIを公開しています（図2-7）。現在抱えている症状を入力することで、病名の候補が表示されます。さらに、気になる病名のリンクからその病名の詳細な情報を知ることができます。アメリカは日本と違い国民皆保険

図2-7 ウェブMD社のスクリーニング用の医療AI

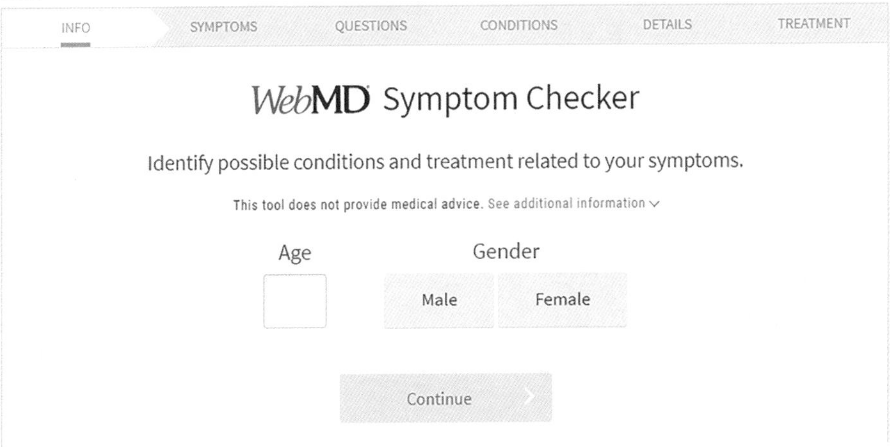

出典：ウェブMD社HP
URL https://symptoms.webmd.com/default.htm

ではないため、医療機関を受診せず一般薬によって症状を和らげることも多いです。このようにWeb上で自分の病状の原因を気軽に調べられることは多くのアメリカ国民の役に立つことでしょう。ブイヘルス社も、同様に症状から病名候補を表示するサービスをWeb上で展開しています。

日本でも一般の方が利用できるサービスがあります。埼玉県では、**AI救急相談**のサービスを提供しています。これは、チャットボットと会話しながら自分の症状を伝え、その結果、救急車を呼ぶ必要があるか、何科を受診すればよいかなどのアドバイスを受けられるサービスです。このサービスによって不必要な救急車の出動要請を防げる可能性があります。

SOMPOヘルスサポート社でもチャットボットを利用したサービスを提供しています。こちらは、健康増進の取り組みをAIチャットボットが支援するものです。体重や歩数などの日々の健康情報と保健指導のデータをもとにした健康アドバイスを受けることができます。

新型コロナウイルス感染の可能性を示すシステムも開発されています。前述のウェブMD社のシステムでは、既に新型コロナウイルスへの対応が実施されており、病名候補に新型コロナウイルス関連の肺炎などが出力されます。また、アメリカでは、連邦機関である疾病予防管理センターがチャットボットによる新型コロナウイルスのセルフチェックツールを公開しています。チャットボットと会話しながら、現在新型コロナウイルスの感染の可能性があるかどうか、また、過去に感染していた可能性があるかどうかを確認できます。日本では、ユビー社が、「AI受診相談ユビー新型コロナウイルス版」というサービスを展開しており、20問ほどの質問に回答すると、病院の受診などの適切な行動の示唆を得られます。

このように、AIを利用することで、予防や病気の判別などを実施できるようになりました。これまで病院に行くかどうか、救急車を呼ぶかどうか悩むようなときもあったかもしれませんが、今後は、AIによってその悩みも解決できることでしょう。Webサービスの利点は、家庭の医学などの辞典と異なり、更新が早いことが挙げられます。新型コロナウイルス関連のアップデートも素早く行われています。

IoTやウェアラブルデバイスを
用いた病気の予防や治療

○ さまざまな観点から医療AIが必要とされている糖尿病

　第1章で死因から医療市場を俯瞰しました。その中で、**糖尿病**は今後、死者数の増加が予想されている病気のひとつと説明しました。糖尿病は、一生付き合っていかなければならない病気のため、医療AIが必要とされる機会も多くあります。糖尿病にならないための予防という観点に加え、なった後に重症化しないための予防、また、インスリン注射などを行っている患者にとっては、低血糖にならないための予防など、さまざまな観点から**医療AIを用いた予防**が必要とされています。

　糖尿病について改めて説明します。糖尿病は、血液検査によって、HbA1c（ヘモグロビン・エーワンシー）や血糖値を確認することで診断されます。要するに、血液中の糖分が多ければ糖尿病と診断されます。それでは、なぜ血液中の糖分が多くなるのでしょうか。

　私たちが生きるためには糖分が必要です。そのため、毎日食事から糖分を摂取しています。糖分を取ると血液中の糖分濃度が上昇します。健康な人は、糖分濃度の上昇に応じて膵臓からインスリンというホルモンが分泌され、血液中の糖分を体内に取り込むように作用します。その結果、健康な人は食事を取っても高血糖にならず、正常な血糖を維持できます。

　一方、糖尿病の人は、血液中の糖分濃度が上昇しても十分なインスリンが分泌されず、糖が十分に体内に取り込めません。その結果、高血糖の状態が続き、やがて糖尿病と診断される状態になります。糖尿病は、初期の頃は食事や運動療法によって治療を行います。しかし、インスリンの分泌や作用が次第に弱くなると、糖の血液からの排出を薬に頼らざるを得なくなるような重症化した状態になります。また、糖尿病というと生活習慣病のイメージが強いですが、膵臓のβ細胞が機能せず、インスリンの分泌ができない一型糖尿病と呼ばれる患者も5%程度存在し、多くのソリューションが求められています。

○ 糖尿病へのＡＩの適用事例

　糖尿病の予防という観点からは、フィットネスなどの業界がありますが、ここでは医療を中心とした領域にフォーカスしてＡＩの適用事例を紹介します。

　まず、糖尿病の予備軍に対するアプローチとして、**糖尿病のリスク予測ＡＩの開発**について紹介します。2018年、SOMPOホールディングス社、SOMPOヘルスサポート社、東芝社、東芝デジタルソリューションズ社の4社から共同開発に関する発表がされています。この取り組みによって、生活習慣病リスクを予測するＡＩシステムの開発が実現しました。約100万人分の最長8年の健診データを教師データとすることで、将来の生活習慣病の発症リスクを推定できます。健康意識向上のための情報提供に役立てられると考えられます。

　次に、**糖尿病の治療をサポートする医療ＡＩ**です。医師向けの治療サポートＡＩを提供しているのが、イスラエルのグルコミー社です。患者のスマートフォンなどから得られるバイタルデータや生活習慣のデータから患者をクラスタリングすることによって、その患者に最適な治療を医師に推奨するＡＩを開発しています。医師はその情報から、必要に応じて患者のアプリを通じて治療計画の変更などを患者に伝えることができます。

　また、患者に直接アラートなどの方法でサポートを行う、患者向けの治療サポートＡＩもあります。それがドイツのエックスバードGmbH社です。アプリから各種センシングデータや行動情報などを得ることによって、最適なタイミングでアラートやアドバイスを提供することで患者の行動を誘発するアプリを開発しています。

○ インスリンによる治療は副作用があり、医療ＡＩが求められる

　高血糖を抑える薬のひとつに**インスリン**があります。前述の通り、インスリンには血糖値を下げる効果があるため、糖尿病の患者が血糖値をコントロールするために用います。インスリンは、注射によって体内に注入する場合と、体に装着するインスリンポンプによって常時インスリンを注入する場合の2つの方法があります。前述の一型糖尿病の患者や、重度の糖尿病の患者でインスリンの分泌がほとんどない患者は、膵臓と同様の働きを医療機器であるインスリンポンプによって補っています。常時注入している基礎インスリンと食事による高血糖を抑えるための追加インスリンの注入によって、血糖値をコントロールしています。注

射に関しても、効果の出方に差があ
る持効型インスリンや超即効型イン
スリンを使い分けて血糖値をコント
ロールしています。

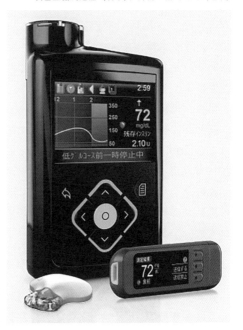

図2-8　日本メドトロニック社のインスリンポンプ（左上）、
自己血糖測定器（右下）、持続血糖測定器（左下）

　血糖値をコントロールするのに不
可欠なインスリンですが、重大な副
作用が存在します。それが低血糖で
す。食事後の高血糖を抑制するため
に注射を打ったり、ポンプから追加
インスリンを注入したりしますが、
予測よりも血糖値が上昇しなかった
場合、過剰なインスリンを注入して
しまう可能性があります。その結
果、重大な低血糖を引き起こし、最
悪の場合死に至るケースも存在しま
す。

　そうならないために、血糖値の計
測によるインスリン量の決定が大切
になります。血糖値の計測のために用いられるのが自己血糖測定器です。自己血
糖測定器では、指先から血液を採取し血糖値を測定しますが、最近では持続血糖
測定器というウェアラブルデバイスも開発され、経時的なデータが得られるよう
になっています（図2-8）。

　自己血糖測定器や持続血糖測定器、患者の食事などのデータから**いかに的確に
インスリン量を調整するか**は医療AIが求められる場面になるでしょう。

○ 低 血 糖 を 防 ぐ 、血 糖 値 の 管 理 の た め の A I の 適 用 事 例

　インスリンの注入量の管理が難しいことを紹介しましたが、**医療AIによって
インスリンの注入量を最適化する取り組み**があります。また、**高血糖や低血糖を
予測することによって、患者にアラートなどの情報提供を行う取り組み**もありま
す。

　イスラエルのドリーメッドダイアビーツ社の医療AIシステムがFDAの認可を
受けています。このシステムでは、インスリンポンプ、持続血糖測定器、自己血

糖測定器の情報をもとに、インスリンポンプの設定値の最適値を示します。アメリカのグルーコ社もインスリンの注入量の推奨を行う医療AIシステムでFDAの認可を得ています。同社のシステムは、持効型のインスリンの注入量に関する推奨を行うシステムです。その他にも、現在、FDAの認可の申請を行っている会社もあり、インスリン量に関する意思決定サポートのシステムは今後ますます市場が伸びてくることが予想できます。

また、低血糖の予測を行う医療AIシステムもあります。アメリカのワンドロップ社が、持続血糖測定器のデータを用いた低血糖と高血糖の予測AIを開発したと2020年に学会発表を行いました。また、IBM社とメドトロニック社から2019年に低血糖の予測AIに関する発表がされています。

このように、糖尿病は、現時点では治療を行うことが難しく、低血糖などは死に直結する場合があります。糖尿病の予防、重症化の予防にAIの貢献が期待されます。

○ ウェアラブルデバイスによって心疾患を予防するAIが活躍

第1章で紹介しましたが、アップルウォッチなどのウェアラブルデバイスによって、今や心電図が常時測定できるようになりました。2018年には、**アップルウォッチの心電図測定機能**はFDAの認可を受けました。現在のところ、アップルウォッチのデータだけを用いて診断・治療を行うことはできませんが、日々の健康状態を測定するため、また隠れた心疾患を見付けるために、アップルウォッチは今後の医療環境において重要な位置付けを占める可能性があります。

では、改めて現在の心電図の測定方法について説明します。健康診断の際に、ベッドの上で胸に機器を付ける心電図測定を行ったことがある人も多いでしょう。健康診断で行う心電図測定以外にも、ホルター心電図という24時間心電計を装着して心電図を記録する検査もあります。また、負荷心電図という運動時の心電図を測定する検査もあります。

このような検査では、不整脈や狭心症、心筋梗塞といった**心臓にまつわる病気がないかどうか**を検査しています。不整脈は、脈がゆっくり打つ徐脈や、速く打つ頻脈、不規則に打つ期外収縮や心房細動などの総称を指します。不整脈は、加齢や体質によって起こりますが、場合によっては血栓ができ脳梗塞につながることがあります。また、狭心症や心筋梗塞は、動脈硬化によって心臓の血流量が不十分なために起きる病気のことです。これらの病気を早期発見し、対応するこ

とが心電図検査の大きな役割です。しかし、不整脈は数分程度で消失する場合があり、狭心症の症状は大抵15分程度で消失し、心電図検査では異常が現れない場合がほとんどです。そのため、負荷心電図やホルター心電図といった検査によって異常を見付ける必要が出てきます。

　ウェアラブルデバイスの登場によって、負荷心電図やホルター心電図などを医師の手を介さずに自動的に測定している状態を作れるようになりました。測定データをAIによって解析することによって、医師の受診を促すような通知を送ることも可能になっています。

○ 心疾患に対するAIの適用事例

　アメリカでは、アライブコア社がFDA認可を取得した**心電図測定装置とアプリ**を開発しています（図2-9）。同社のシステムは、指先から簡単に心電図を測定できます。測定した心電図と運動やその他の要素を深層学習で解析することによって、心拍の異常を知らせる機能を開発しています。2020年にはオムロンヘルスケア社との提携が発表され、同社の心電計とオムロンヘルスケア社の血圧データなどを利用したさらなる心疾患に対する予防の取り組みが進むことが期待されます。

　同じくアメリカのエコーデバイシーズ社が電子聴診器と心電図の計測装置およびそれらの解析システムを開発しており、FDAの認可を受けています。電子聴診器による心音と心電図をAIによって解析することによって**心疾患の早期発見**を実現しています。

　フランスでは、カーディオログス社が

図2-9 アライブコア社の心電図測定装置

「Kardia Mobile」と心電波形判定アプリケーション

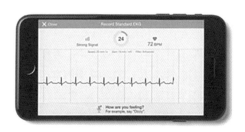

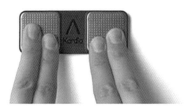

CEマークとFDAの認可を取得した心電図の解析システムを開発しています。同社のシステムでは、ホルター心電図を深層学習によって解析することで、医師の診断を支援しています。**ホルター心電図の解析時間を従来の4分の1にまで削減**し、擬陽性と呼ばれる本来疾患ではない心電図を疾患と診断してしまう割合を従来の20の1まで低減させることができました。

心疾患ではありませんが、心電図から低血糖をAIによって予測できるという発表が2020年の『サイエンティフィック・リポーツ』に掲載されました。それまで低血糖は前述の自己血糖測定器や持続血糖測定器などで検出するしかありませんでしたが、今後はアップルウォッチなどで低血糖をアラートできる可能性があります。

○ その他のバイタルデータに関連するAIの適用事例

これまで糖尿病と心疾患に対するAIの適用事例を紹介してきました。その他にも**バイタルデータを用いた取り組み**があります。

イスラエルにあるビナー社は、顔の動画像からバイタルデータを自動的に算出するAIシステムを開発しています（図2-10）。測定項目は、心拍、酸素飽和度、呼吸数、心拍変動、ストレス、血圧の6種類です。まだFDA認可は取得していませんが、高精度で測定できるのであれば、ウェアラブルデバイスを装着する必要もなくなり、画期的な技術になるでしょう。

イギリスのカレントヘルス社は、上腕に付けるウェアラブルデバイスを開発しています。呼吸、酸素飽和度、心拍、血圧、体温などを測定でき、AIによる解析によって、異常を医師に知らせることができます。

日本の事例についても紹介します。医療法人であるKNI社とNEC社による取り組みです。同医療法人では、効率的なデジタルホスピタル構想を掲げており、病院内のさまざまな業務に対し、AIを含めたICTの導入を進めています。その取り組みの中で、**入院患者の不穏行動を予測するAI**を開発していることが発表されています。不穏行動とは、患者に落ち着きがなくなり、叫んだり暴れたりする状態のことをいいます。

患者に不穏行動が現れると看護師が対応に追われることになり、看護師の負担が増加してしまいます。そのような行動をウェアラブルデバイスによって予測し、早期に対応しようとするのがこの取り組みです。これにより、患者ごとの不穏行動の予兆を抽出でき、71%の精度で不穏行動が出る40分前にその兆候を検出

できました。また、不穏行動を起こす患者は退院日数も通常の患者より約19日長くなっていることから、入院日数の削減にもつながる可能性があると報告されています。

ウェアラブルデバイスの適用事例では、FDA の認可を受けている医療基準のウェアラブルデバイスおよびそのセンサーから得た解析システムについて主に紹介してきました。新型コロナウイルス感染症によって遠隔診療に対する期待も高まっています。自宅にいながら医師にデータを送ることができ、医師からの適切なアドバイスも受けられるようになってきました。また、心疾患の例で見てきたように、これまでは把握することができなかった不整脈や狭心症などの症状もウェアラブルデバイスによって把握できるようになってきました。ウェアラブルデバイス自体の開発も日進月歩で進んでいるため、今後、AI を適用したソリューションも数多く生まれてくることが予想されます。

図2-10　顔の動画像によるバイタルデータ取得

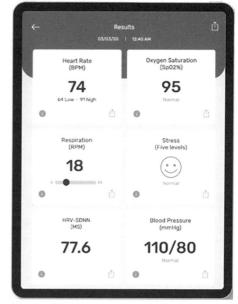

出典：ビナー社HP

URL https://ces20.mapyourshow.com/8_0/exhibitor/exhibitor-details.cfm?ExhID＝T0012695

病院や診療所以外の地域包括ケアを
支える医療機関へのAIの適用

○ 薬の専門家として患者の健康を守る薬剤師

　これまで主に病院や診療所などの医療領域に関するAIの適用事例を見てきました。ここでは少し視点を変えて、調剤薬局や介護、看護など、医師以外の地域包括ケアの担い手に着目して、どのようなAIの適用事例があるかを紹介します。

　まず注目するのが**調剤薬局**です。風邪をひいて薬をもらう場合には、医師の診察を受け、処方箋をもらって、調剤薬局に行って薬を受け取るのが一連の流れになっています。どうしてこのような手間をかけているのか、改めて調剤薬局の薬剤師の業務を振り返ってみます。

　前述の通り、今は医薬分業の体制が当たり前になりつつありますが、医薬分業が進んできたのは最近のことです。薬剤師が医療の担い手として明記されたのが1992年の医療法の改正で、1997年に37の国立病院に対し、完全分業の指示が厚生省（当時）から出されました。その当時の医薬分業率はたったの26%でしたが、徐々に医薬分業の体制が進み、2012年には66.1%まで上昇しました。

　医薬分業で得られるメリットは患者の安全性が向上することです。医師は病気や薬物療法の専門家で、薬を処方することはできますが、薬に詳しいわけではありません。そこで、薬の専門家である薬剤師が、患者のアレルギーや生活習慣などを考慮して、処方されている薬や量が適切かどうかを判断しているのです（図2-11）。薬剤師の業務で最も大切なもののひとつが**疑義照会**という業務です。これは、もし患者が医師から処方されている薬が適切でないと判断するなど疑問に思うことがある場合に、医師に処方の内容について確認を行う業務のことです。

　薬剤師は、それ以外にもさまざまな業務を担っています。初めて薬局に行った際には問診票を記載します。薬剤師はそれをもとに患者のアレルギーや病歴などの特性を把握し、適切な薬が処方されているかを判断します。また、お薬手帳を患者が持っている場合は、そこに記載された情報と照らし合わせ、現在出ている薬と相互作用がないかどうかを確認します。そして、患者に薬を渡す際には、**服**

図2-11 医薬分業のイメージ

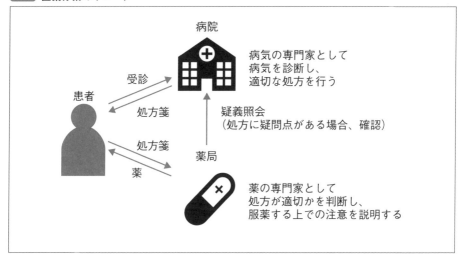

服薬指導を行います。服薬指導では、薬の服用の仕方、副作用の説明、また、特に
その患者の特性に応じて気を付けなければならない点についての説明などを行い
ます。同時に、薬剤服用歴という患者の薬の処方履歴や指導した内容を記録しま
す。患者が薬を飲み忘れ、残薬が発生していないかどうかを確認することも大切
な仕事のひとつです。

　このように、薬剤師は**薬の専門家という視点から患者の健康を守っています**。
当然ながら薬の専門家として、すべての薬を把握し、患者のケアを行う必要があ
ります。しかし、毎年多くの新薬が市場に出てくるため、そのすべてを把握する
のは1人の薬剤師では限界があります。門前薬局であれば、目の前の診療所の医
師が処方する薬など決まった薬を扱うことが多いですが、それ以外の一般薬局で
は、さまざまな処方箋が持ち込まれます。そのすべてに対応するためには、常に
最新の情報を収集しておかなければなりません。また、新人の薬剤師はベテラン
の薬剤師と比べて経験が少なく、患者の様子や服薬指導の際に気を付けるべき点
について十分に患者に対して説明ができていない場合もあります。

　そのような課題があることから、**薬剤師の知識の補完をする AI の開発**が進ん
でいます。また、薬の飲み忘れの確認についても、現在は、患者に口頭で確認す
るしか手段がありませんが、ICT の発達によって、**残薬の把握に関する取り組み**
も進んでいます。

○ 調剤薬局でのAIの適用事例

服薬指導支援AIの導入が進んでいる薬局にさくら薬局があります。IBM社との共同開発で服薬指導支援のAIシステムを開発し、2020年から順次店舗に導入を開始しています。さくら薬局の過去の調剤データ、疑義照会や服薬指導の記録をもとにAIの学習を行い、**薬剤師をサポートする業務効率化システム**を実現しています。

また、東日本メディコム社も慶應義塾大学と埼玉大学とともに服薬指導支援AIを開発しています。そのシステムでは、副作用や併用薬など、患者に対して服薬指導すべき内容をAIが提案してくれます。2020年には、サイバーエージェント社の子会社であるMG-DX社がオンライン服薬指導の支援を行うAI薬師というソリューションの提供を開始しています。

このように2020年以降、**服薬指導をオンラインで行えるようになりました。**薬剤師はAIを用いることで、服薬指導の際に患者にとって回答しやすい質問方法を提示できます。そして、文字認識機能も搭載し、処方箋の内容も自動取り込みできるようになっています。対面では難しかったITツールによる薬剤師の支援が、服薬指導をオンラインでできるようになったことで、その可能性を大きく広げているといえます。

続いて、**服薬モニタリング**に対するAIの適用事例を紹介します。アメリカのエーアイキュア社が、スマートフォンやタブレットを用いた服薬モニタリングのシステムを提供しています。このシステムでは、患者自身が薬を飲む際の動画像撮影を行い、その状況や表情の変化をAIによって認識し、医師などに自動的に服薬の報告を通知します。これによって、服薬アドヒアランスが高まったと報告されています。また、アマゾン社も音声認識AIであるアレクサを用いた服薬管理ソリューションを展開しています。アメリカでチェーン展開しているジャイアントイーグル薬局と協業することによって、患者の処方内容を自動的にアレクサに取り込み、服薬の時間になったときにアラームを発する機能を搭載しています。また、処方薬の追加の依頼もアレクサを通して薬局へと伝えることができます。

医療費削減の議論の中で、薬剤の適正処方や適正利用が取り沙汰されています。今後、薬剤師に期待される業務にも変化があることでしょう。その中で、薬剤師を支援するAIの開発も一層進んでいくと予想されます。

○ A I は 看 護 師 の 人 手 不 足 解 消 に 貢 献 で き る か ？

　看護師の業務を支える A I についても紹介します。病院に入院すると看護師が
さまざまな業務を行っていることが実感できます。患者のバイタルサインの測
定、点滴、食事の配膳、トイレ介助や清拭など、それだけでも重労働であること
は想像に難くありません。しかし、看護師の担う仕事は、患者から見えるところ
だけではありません。バイタルサインの測定を行えば、記録の作成を行わなけれ
ばなりませんし、患者の褥瘡発生リスクや転倒・転落リスクのアセスメントも
行っています。また、看護記録やサマリーの作成などのカルテ入力のような業務
もあります。

　病院で働く看護師の仕事を主に紹介しましたが、在宅患者への訪問を行う看護
師もいます。政府が在宅診療を積極的に推進している背景もあり、在宅患者への
訪問を行う看護師も今後増えてくると予想されます。訪問看護師の場合、食事の
配膳やトイレ介助などの業務はほとんどありませんが、その業務を担う介護士と
の連携が必要になります。また、各家庭の状況に合わせた看護が必要になり、看
護計画の作成の際に気を付ける点が病院とは異なります。

　このように多くの仕事を行っている看護師ですが、近年、人手不足に対する懸
念も持たれています。2019年に、厚生労働省が取りまとめている看護職員需給分
科会の中間報告が発表されました。その中で、2025年の看護師の需給に関する数
値が報告されています。供給は約174.6万〜181.9万人に対し、需要は約188.0万
〜201.9万人という見込みが示されており、6万人から最大27万人が不足すると指
摘されています。

○ 看 護 で の A I の 適 用 事 例

　人手不足が深刻な看護において、**AI による業務効率化の必要性**は年々高まって
います。そうした中、訪問看護専用の電子カルテ提供会社であるイーウェル社が
AI を搭載した電子カルテである iBow を販売し、訪問看護計画の作成を支援して
います。同社に蓄積されているデータベースを用いることによって、最適な計画
書案を検索して表示する機能を搭載し、看護計画の作成の手間を削減していま
す。

　また、KNI 社と NEC 社も、前述のデジタルホスピタル構想の中で、病院の看
護師を支援する AI システムを共同開発しています。そのシステムでは、看護師

が音声入力を行い、患者に接しながら言葉を発することで看護記録を残していくことを可能にしています。実証実験では、それまで1時間かかっていた記録業務を58％削減できたという結果が報告されています。また、従来約30分かけていた引継ぎ業務も不要になっています。

看護の領域は、人と人とのコミュニケーションが大きなウエイトを占めており、AIの適用が難しい領域です。しかし、人手不足が深刻化する2025年を見据え、看護師の業務を支援し、効率化するために、より一層AIの活用が求められています。

○ 介護職員も人手不足が心配されている

地域包括ケアシステムの機能の一翼を担う**介護業界におけるAIの適用事例**についても紹介します。

まずは、介護の仕組みから簡単に紹介します。2000年から介護保険制度が始まりました。40歳以上の人が保険者になり、保険料を支払っています。そして、65歳になると、介護保険被保険者証が発行され、介護の必要性の有無によって、介護保険を利用して介護サービスを受けられるようなります。40〜64歳の人も、加齢による特定疾病にかかっている場合には、介護サービスを受けることができます。介護の必要性の有無については、要支援が2段階、要介護が5段階の合計7段階に分けられ、介護の必要性の度合いによって受けられるサービスが変わってきます。そこで、介護を受ける際には、自身の介護の必要性がどの段階にあり、どういうサービスを受けたいのかを記す介護サービス計画書（通称ケアプラン）が必要になります。

ケアプランの作成を支援するのがケアマネージャー（通称ケアマネ）と呼ばれる人です。ケアマネは要介護者に寄り添いながら、同時にヘルパーや介護職員を有する事業所との調整も行います。ヘルパーや介護職員はケアマネが決定したケアプランに従って日々の介護を行います。たとえば、食事や着替え、排せつ補助などの身体介護、買い物や調理などの生活援助、通院の支援などの仕事を行っています。ケアマネは、実際の介護が始まる前に介護サービス利用者とともにケアプランを作成しますが、介護が始まった後も介護サービス利用者に寄り添いながら、必要に応じてケアプランの変更を行います。ケアマネはより良い介護を受けるための介護サービス利用者の伴走者であるといえるでしょう。

高齢化によって、介護サービス利用者が増加し、介護提供者も必要とされる機

会がますます増えると予想されます。2018年に経済産業省がまとめた「要介護（要支援）認定者の将来推計」では、2015年時点で要介護（要支援）認定者数は620万人だったのに対し2025年には815万人と、10年間でおよそ1.3倍に増えると予想されています。それに伴い、介護人材の需要も増してきます。2016年に介護人材ニーズの予測について厚生労働省がまとめています。これによると、2016年に190万人だった介護人材が、2025年には約55万人の需要増が見込まれ、約245万人の需要があると予想されています。

　そのような環境において、介護職員の不足についても強い危機感が持たれています。ケアマネの処遇改善などによる安定確保についても厚生労働省で話題になっているところです。ICTやAIの導入が今後ますます期待される領域のひとつであるといえるでしょう。

○ 介護におけるAIの適用事例

　2013年創業のウェルモ社は、**ケアマネがケアプランを作成するための支援をするAIシステム**を開発しています（図2-12）。既に福岡市などでベータ版の試験を実施し、2020年11月にはテストユーザーの募集を開始しています。このシステ

図2-12　ウェルモ社のケアプランアシスタントのサービス概要

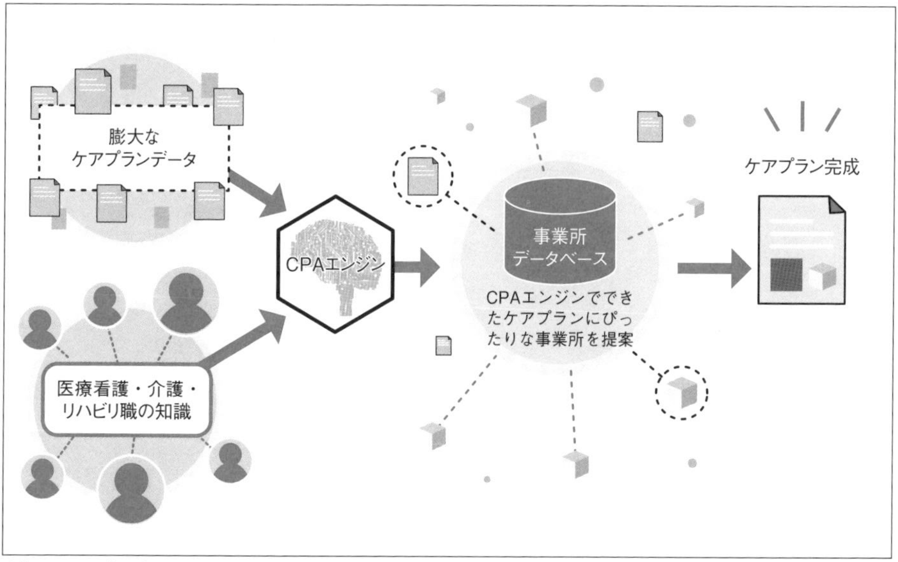

膨大な
ケアプランデータ

CPAエンジン

医療看護・介護・
リハビリ職の知識

事業所
データベース

CPAエンジンでできたケアプランにぴったりな事業所を提案

ケアプラン完成

出典：ウェルモ社のプレスリリースをもとに作成

ムでは、過去のケアプランの情報を教師データとし、ケアプランの作成に必要と考えられる文章候補をアセスメント情報から出力します。また、2017年創業のシーディーアイ社も同様にケアプランの作成支援AIを開発しています。

要介護度を予測するAIの開発に取り組んでいる会社もあります。2016年創業のエクサウィザーズ社は、自社が開発したAIエンジンを利用し、自治体の介護関連データを用いた要介護度予測の取り組みを行っています。2019年に神奈川ME-BYOリビングラボの実証事業に採択され、介護度判定のデータと介護レセプトデータをもとに予測モデルを作成し、今後検証を重ねていく予定です。

さらに、**ヘルパーの人材確保**の観点からAIを用いたユニークな取り組みを行っている会社があります。それが、2015年創業のヘルスケアマーケット・ジャパン社です。同社のサービスであるユアマネージャーでは、ヘルパーと事業とのマッチングを実現して、訪問介護ヘルパーが事業所を横断して近隣の居宅に介護サービスを提供できるように最適経路を提示するAIを開発しています（図2-13）。各事業所が訪問介護ヘルパーを抱えると、遠方の居宅間を移動する必要が出てくるため、移動時間の無駄が発生します。同社のシステムを利用し、訪問介護ヘルパーを事業所間で共有することで移動時間が削減でき、介護職員不足の解消に一翼を担うと考えられます。

介護も看護と同様、人と人とのコミュニケーションが大きなウエイトを占めますが、今後、介護職員の必要性はますます高まってきます。介護職の業務の効率化に資するAIも開発が進むことが期待されます。

図2-13 ユアマネージャーのサービス

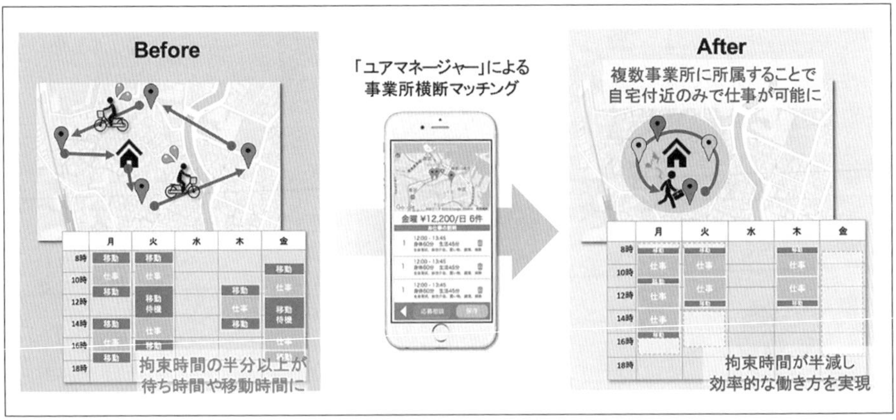

医療情報連携やデータ利活用を見据えた医療情報収集の取り組み

○ 医療情報の電子化先進国であるエストニア

第1章では、DICOMやHL7といった医療情報標準化に関する取り組みと、日本における地域医療連携の取り組みを紹介しました。海外でも医療情報の連携は行われています。また、医療情報の連携を行うだけではなく、医療情報の利活用に重きを置いた取り組みもなされています。ここでは、**大規模な医療情報連携の取り組みとそれにより得られるメリットや課題、利活用を見据えた医療情報に関する収集の取り組み**について紹介します。

最初にエストニアの事例を紹介します。エストニアはあまりなじみがない国かもしれませんが、バルト三国のひとつで、1991年にロシアから独立して誕生しました。人口はさいたま市と同じくらい、広さは北海道の半分ほどです。

さまざまな領域での電子化を推進しており、**ヘルスケアのデジタル化が最も進んでいる国**として注目されています。ヘルスケアのデータ管理にブロックチェーンの技術を取り入れるなど、一速く最先端の技術を取り入れています。

同国では、医療情報の電子化は当然のことながら、「e-Health Records」「e-Ambulance」「e-Prescription」という3つの取り組みを重点的に進めています。e-Health Recordsとは、患者個人がアクセス可能な自分自身の全医療記録のデータベースです（図2-14）。日本でいうところのPHR（個人健康記録）を政府が進めることで実現しています。個人IDによって管理されているため、全医療機関のデータを手間なく収集でき、個人とひも付けられるようになっています。ウェアラブルデバイスを用いずとも医療機関に受診することで自身の医療データが蓄積され、自宅から自分の健康状態を手軽に確認できるようになっています。e-Ambulanceは、救急の際に、個人IDをもとに患者の血液型やアレルギーを簡単に確認できるようにしているシステムです。それによって、適切な治療を迅速に行えるようになります。また、e-Prescriptionは電子処方箋のことで、処方箋は紙ではなくデジタルデータとして受け取るのが当然として進められています。

図2-14 IDカードを挿入し、利用するe-Health Recordsのイメージ

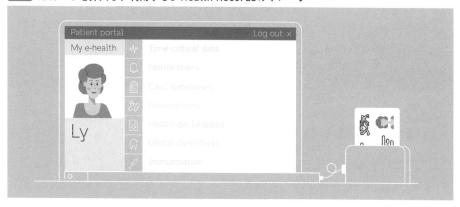

出典：e-estonia「An Overview of e-Health Services in Estonia」
URL https://www.youtube.com/watch?v＝H4QLzQGMI3k

○ 中東のシリコンバレーであるイスラエルにおける事例

　次の事例は、中東のシリコンバレーと呼ばれるイスラエルです。イスラエルでは昨今たくさんのスタートアップが誕生し、世界から注目を集めています。ここまでの事例の中でもイスラエルの会社はいくつか取り上げましたが、今や医療業界を変革している国のひとつといっても過言ではありません。同国は、中東の地中海沿岸に位置します。南北に長く、人口は東京23区と同じぐらいで、面積は北海道の4分の1程度です。

　イスラエルもエストニア同様に国単位での医療情報の連携が構築されています。このネットワークはHIE（医療情報交換）と呼ばれていますが、エストニアほどは積極的に使われているわけではないようです。2017年に使用に関する調査報告書がまとめられています。それによると、電子カルテとのデータ連携が不完全であったり、用語の定義の不統一によって使いづらかったりといった一面があります。入院患者の情報共有に対しては、システムは有効に機能しますが、診療所との連携などにはまだまだ課題があります。複数の電子カルテベンダーにまたがってデータを共有する場合には、日本と同じように用語の統一やアクセス方法の統一など地道に進めていかなければならない作業がたくさんあることがうかがえます。

　これは、日本に対する示唆を大いに与え得るものです。人口が東京23区程度

であれば、全域をカバーする医療情報連携を構築できますが、**使用を継続するためには工夫が必要**だとわかります。現在日本で取り組んでいる、各地域医療連携を進めながら成功例を築き上げ、保健医療情報ネットワークに拡大していくことは意義のある取り組みであることがわかります。

○IBM社のワトソンヘルス事業部でも多くのデータを収集

アメリカのデータ収集事例を紹介するにあたり、**ワトソンヘルス**の事例を紹介しないわけにはいかないでしょう。ワトソンヘルスは2014年に設立されたIBM社のヘルスケア専門の事業部です。

同事業部は、エクスプロリス社とファイテル社の買収を行った際に設立されました。エクスプロリス社は5,000万人以上のヘルスケア関連データを保有するクラウドプラットフォーム会社でした。ファイテル社は大規模データの分析を得意とする会社で、両社のデータと分析力をあわせることで、ワトソンヘルスは一気にリアルワールドデータの収集、解析企業でトップに躍り出ることになったのです。

さらに、2015年には医療画像解析に専門性を持つマージヘルスケア社を、翌年にはトゥルーベン・ヘルス・アナリティクス社を買収しました。トゥルーベン社は8,500の保険会社などをクライアントとして、そのヘルスケアデータの解析に強みを持つ会社でした。IBM社は、この買収によって同社の扱っているヘルスケアデータにアクセスすることも可能になったのです。

このように、ワトソンヘルスは2014年以降、買収を繰り返すことでデータと分析力の双方の知見を蓄え、1事業部でリアルワールドデータの収集や解析ができるようになったのです。

○アメリカの大規模病院グループの事例

アメリカには大規模な病院グループがいくつかあります。そこで、データをどのように活用しているのかという事例を紹介します。日本の地域医療連携が進むと、アメリカの病院グループが実現しているようなメリットを得られることになります。

ここでは、UPMC社というNPO法人の事例を紹介します。この病院グループには、30以上の病院と600以上のクリニックがあります。そして、外来だけで年間400万人を超える患者が来院し、救急は84万人以上、在宅訪問が70万件以上

と、多くの患者が訪れる病院グループになっています。日本における地域医療連携の参加施設数の単位が百数十件程度だったことを考えると、数倍の患者とデータ量があることになります。

　同グループでは、ディービーモーション社のデータ統合基盤を利用しています。同社はイスラエルの会社で、オールスクリプト社というアメリカでトップ3に入る電子カルテベンダー傘下の会社です。イスラエルのHIEでも同社のシステムが利用され、電子カルテデータを統合できるだけでなく分析も行えるため、病院グループの経営の最適化に利用されています。

　UPMC社では、同社のシステムを利用することで多数のメリットを享受できていると報告しています。治療の重複を避けることに加え、他院の検査も含めて検査結果を時系列に沿って見られること、3人に2人の医師は他院のデータによってより良い治療方針を選択できたなど、多数のメリットが報告されています。

　患者の負担が減り、質の良い医療を受けられる好事例ではないでしょうか。

○ 構造化データを収集するための取り組み

　これまで、標準化されたデータの交換と活用について紹介してきました。少しAIという言葉からは遠ざかってしまいました。データの標準化は、単にデータの形式を定めただけなので、標準化したデータがたまったから即AIで解析できるかというとそうではありません。電子カルテの構造化に関するAIの事例を紹介した際に記載した通り、**データは構造化しなければなりません**。

　アメリカでは2013〜16年の4年間にわたり連邦政府が主導して実施したプロジェクトがあります。それが**構造化データ収集プロジェクト**（SDC）です。電子カルテなどで入力するデータを、医師が入力するときから構造化してしまって収集しようとする取り組みです。

　SDCでは、医師が電子カルテなどの端末からデータを入力するためのテンプレートを呼び出します。そして、テンプレート上にデータを入力することで、自動的に構造化が実現します。構造化したデータは外部のデータベースに蓄積され、研究者などが利用できる形で提供できるようになっています（図2-15）。診療科によって必要なテンプレートが異なることから、テンプレートの作成は複数のワーキンググループを設立し、グループごとに実施しています。

　ワーキンググループの中で最もSDCに力を入れて取り組んでいると思われるのが、アメリカの病理学会です。病理学会では、がんの症例報告の必要性や、が

図2-15 SDCの実現方法

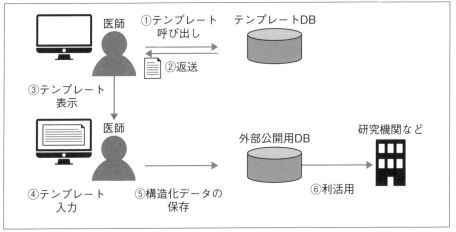

出典：IDE HPをもとに作成
URL https://wiki.ihe.net/index.php/Structured_Data_Capture

んの診断に関するチェックリストを作成しており、テンプレートがある程度整っ
ているという背景から、SDCも受け入れやすかったのではないかと考えられま
す。2019年には会員向けのサイトに、SDCに対応した診断のチェックリストを公
開しました。このチェックリストを利用することで、SDCにのっとって外部に構
造化データを蓄積しつつ、診断のプロトコルにのっとった診療を行えるようにな
り、一石二鳥の効果を得られます。

　SDCのような取り組みは日本でも行われています。大阪大学の松村泰志教授
が中心となり、1995年からNEC社とともに、動的テンプレートの開発を進めて
います。医師がテンプレートに入力するとその値に応じてテンプレートの表示項
目が動的に変化することで、診療中に医師が使いやすいテンプレートになってい
ます。テンプレートに入力するメリットとして、電子症例報告書の作成など、**他
の書類に半自動的に入力項目の転記**ができるようになることを挙げています。そ
れによって、データ入力の手間を削減し、データの転記ミスを防ぐこともできま
す。

　また、2001年には、同氏はテンプレートを作成するためのMKS社という大学
発ベンチャーを立ち上げています。ここでは既に4万種類のテンプレートを作成
しています。

○ さまざまな用途に応用できる医療データ収集の取り組み

　医療情報収集と利活用に関する取り組みで2015年に研究が開始されたのが、**千年カルテプロジェクト**です。第1章の次世代医療基盤法の認定事業者として挙げたライフデータイニシアティブ社の前身であるNPO法人日本医療ネットワーク協会が企画運営したプロジェクトです。

　全国で稼働する地域医療連携のネットワークを上位で束ねることを目的として活動を推進し、2016年には、東京、京都、九州の医療情報の統合を実施しています。千年カルテでは、PHR（個人記録）実現のため、患者とのデータ共有や二次利用を前提としてプロジェクトを推進しています。また、データ収集による研究への展開も想定しています（図2-16）。既に、100を超える病院施設が参画しています。

　がんにフォーカスしてデータを収集、利活用し、研究に活かそうと取り組んでいるのが、**新医療リアルワールドデータ研究機構社**（PRiME-R）です。AMEDの臨床ゲノム情報統合データベース整備事業で、京都大学が進めてきたものを2020年にNTT社とともに法人化しました。

　この事業では、NTT社の子会社であるサイバー・ラボ社が電子カルテ中の抗がん剤治療に関するデータを抽出し、データベース化する技術を開発しました。こ

図2-16 千年カルテプロジェクトのコンセプト

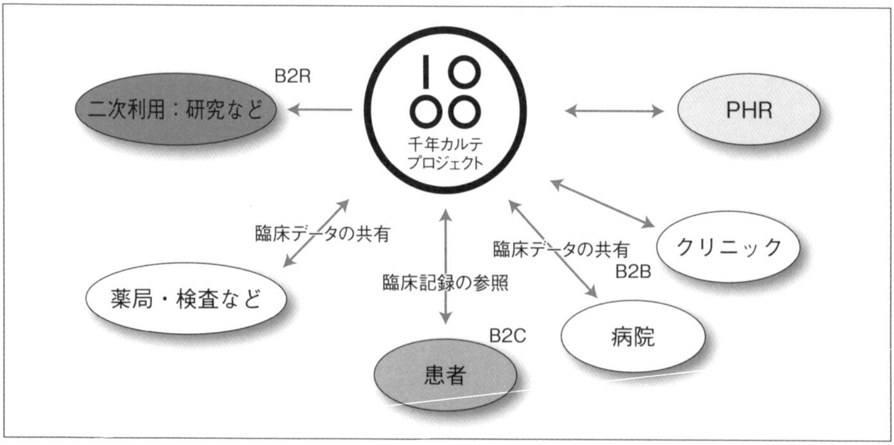

出典：千年カルテプロジェクトHP「千年カルテプロジェクト概要」
URL http://www.gehr.jp/about/index.html

の技術を複数の電子カルテに適用できるようにし、異なる電子カルテであっても同じデータベースシステムへの統合が可能になりました。100以上の医療機関からのデータ収集を目指して事業を展開しています。集めたデータは、製薬企業や医療機関への分析データサービスの提供に活かす予定です。

　医薬品の安全対策推進のために医療データの利活用を推進する取り組みを行っているのがMID-NETです。2001年からPMDAが実施している事業です。10拠点の協力医療機関にデータベースを構築し、PMDAが分析システムを構築しています。

広がる医療AIの
取り組み

○ 再生医療等製品の製造過程でのAI適用の可能性

　医療AIの取り組みは、これまで取り上げた事例だけではなく、さらなる広がりがあります。いくつかピックアップして紹介します。

　これまで紹介してきた医療AIの事例は、病院などの医療機関が使うものが中心でした。しかし、AIが活用されているのは医療機関だけではありません。製薬業界でも、近年AIの活用が注目されています。特に、創薬のためにAIを活用する取り組みが活発化しています。2020年には、大日本住友製薬社とイギリスのエクセンティア社が**AIを活用して開発した新薬の臨床試験**を開始しています。AIを用いて開発した新薬の臨床試験は世界初ということもあり、注目を集めています。また、NEC社は、AIを利用して新型コロナウイルスに対するワクチンの開発に取り組んでいます。

　このように製薬業界で用いられている医療AIの事例も近年急速に増えている状況にあります。本書ではそのすべては扱いませんが、その中から近年注目が集まる**再生医療等製品**を取り上げて紹介します。

　再生医療というとノーベル賞を受賞したiPS細胞が真っ先に挙げられます。iPS細胞以外にも、万能細胞としてはES細胞が有名です。このような万能細胞や各種細胞を取り扱い、先進的な医療に用いられる製品として再生医療等製品が2013年の薬機法改正の際に定められました。再生医療等製品とは、次の製品のことを指します。

(1)人または動物の細胞に培養などの加工を施したものであって、
　①身体の構造・機能を再建・修復・形成するもの
　②疾病の治療・予防を目的として使用するもの
(2)遺伝子治療を目的として、人の細胞に導入して使用するもの

再生医療等製品で最も注目を集めている製品のひとつがノバルティスファーマ社が開発したキムリアです。この薬はがんを根治できる可能性があり、薬価は3,349万円と超高額な薬です。その製造工程でAIを適用できる可能性があります（図2-17）。

キムリアの製造では、まず患者から白血球を採取します。そして、白血球の中からT細胞という細胞を取り出します。取り出したT細胞に遺伝子を導入し、がんを攻撃するよう改変を加えます。遺伝子改変を加えてできたCAR-T細胞と呼ばれる細胞を増殖し、品質チェックを行った後、患者に投与します。この一連の製造工程を含めた薬がキムリアと呼ばれる薬です。

AIが利用できる可能性があるのは、**細胞の増殖**と**品質チェック**のときです。細胞は栄養を与え、適切な環境で管理することによって増殖しますが、顕微鏡でその増殖の度合いなどを評価しながら管理を行います。また、患者に投与するために品質チェックを行う際にも細胞の評価が必要になります。この細胞の評価を行う工程で用いられる顕微鏡画像にAIを適用できる可能性があります。

日本では、ニコン社が細胞の評価のための顕微鏡画像を解析するAIシステムを開発しています。同社では、顕微鏡の細胞観察の結果を自動的に数値化するAIシステムを開発し、再生医療の研究の効率化を実現しています。また、2019年

図2-17　**キムリアの製造工程と医療AIの活用可能な工程**

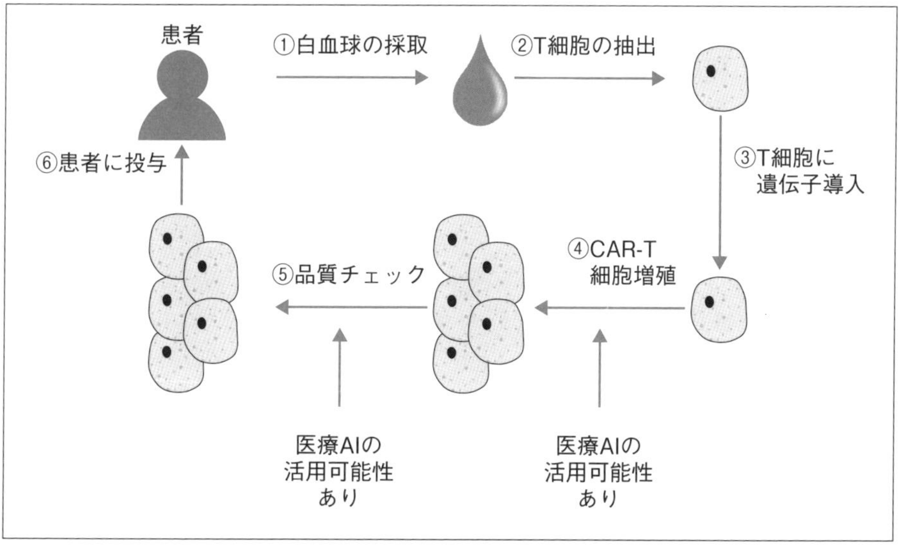

にはエルピクセル社もアステラス製薬社とともに細胞の評価システムの開発に着手したことが発表されています。

　現在、これらの再生医療を支援するAIは研究用途で利用されているにすぎません。しかし、今後、キムリアのように製造工程で顕微鏡での細胞の観察を必要とする薬が増えてきた場合には、その製造工程を効率化しなければなりません。ニコン社やエルピクセル社のような取り組みは、今後一層その重要性を増してくるでしょう。

○ 新たながん診断方法であるリキッドバイオプシーへのAIの適用事例

　製薬に対する医療AIの取り組みの中でも、特に再生医療等製品に関する取り組みを紹介しました。ここで再び医療機関の話に戻り、**リキッドバイオプシー**に対するAIの適用事例を紹介します。

　本章の冒頭で生検について紹介しました。生検は、患者から組織を採取して、それを顕微鏡で観察して診断する技術でした。リキッドバイオプシーは、バイオプシー（生検）をリキッド（液体）で行おうとする取り組みのことです。ここでいう液体とは、血液、唾液、組織液などを指します。生検は組織を採取しなければなりませんでしたが、リキッドバイオプシーでは、がん診断時の患者の負担を小さくできることから注目を集めています。

　リキッドバイオプシーは、『ネイチャー』で2020年にがん診断領域を変革する技術として紹介されています。2019年11月には、東芝社が血液1滴から13種類のがんを2時間以内に99％の精度で検出する技術を開発したと発表し、大きな話題を呼びました。血液中のマイクロRNAの濃度を測定することで実現しており、今後、実用化に向けて取り組んでいくとのことです。

　AIによってリキッドバイオプシーの診断精度の向上や早期発見を実現する取り組みを行っている企業もあります。アメリカで2014年創業のフリーノーム社がそのひとつです。同社では、血漿中に含まれるDNA、RNAやその他のバイオマーカーからAIを利用することで、がんの発見を目指しています。最初の臨床試験は大腸がんの早期発見に対する取り組みから始めたことが報告されています。スウェーデンで2017年創業のエリプタ社も、がんの早期発見のためにAIを用いたリキッドバイオプシーの実現に取り組んでいます。

　リキッドバイオプシーという新しい診断方法に加え、近年のAIの発達によって、医療に新しい可能性が生まれてきている好例ではないでしょうか。

○ 患者治療のマネジメントに応用される医療 A I

　病院経営、患者治療のマネジメントに資する AI の開発も進んでいます。その中で、**クリニカルパス**を紹介します。よく似た言葉であるクリティカルパスは、プロジェクト管理の経験がある人ならよくご存じかと思います。業務の進捗管理をする上で、プロジェクトにかかる日数を決定している作業の連なりのことです。クリティカルパスが遅れないように適切に進捗管理を行うことがプロジェクトマネジメントの基本になっています。クリニカルパスとは、クリティカルパスを医療応用した概念のことで、1980年代にアメリカで導入が進み、現在は日本でも導入が進んでいます。

　クリニカルパスの導入によるメリットのひとつは**医療の標準化**です。クリニカルパスを作る際に大事になるのが目標の設定です。患者の治療には多くの関係者が関わります。それらの関係者が同じ目標に向かって治療を進めていくにあたり、適切な目標の設定が大切になります。そして、2つ目のメリットが、**バリアンスの収集と分析ができること**です。適切な目標を設定し、工程表を作ることによって、計画と実際の治療がずれた（バリアンスが発生した）場合に、何が原因でそれが発生したのかが後から明確にできます。バリアンスの分析ができることで、医療の質の向上につながると考えられます。

　このクリニカルパスの設定を AI によってサポートする取り組みも始まっています。シーメンスヘルスケア社では、学会などで定められている標準的な診療プロセスである診療ガイドラインの情報を収集し、その情報に基づき、患者のクリニカルパスに対する設定の自動化を実現しています。また、過去の患者情報に基づいた診療の意思決定支援、診断や治療の透明性確保のための情報提供、診療工程の最適化のための情報提供なども AI によって実現しています。

　日本でも、済生会熊本病院と NEC 社が、治療プロセスの品質管理を支援するソフトウェアを共同開発したと発表しています。このシステムによって、電子カルテからバリアンスの発生件数やその内容、費用が自動的に収集され、可視化できます。このシステムの AI が診療の質の向上に大きく貢献すると考えられます。

　診断や治療だけでなく、その工程も AI を導入しようと取り組まれています。医療が日々進歩する中で、標準の診療ガイドラインも日々変化しています。AI によって素早くガイドラインにのっとったクリニカルパスが設定され、質の高い医療が受けられることが期待されます。

○ リハビリの領域でも医療AIは活躍

リハビリ分野へのAIの適用事例も紹介します。

KNI社が進めるデジタルホスピタルの一環で、NEC社とリハビリ計画作成支援のAIの開発も行っています。**リハビリ計画作成支援業務**には、退院時の患者の回復度の予測、リハビリ目標の設定、目標に基づくリハビリ介入プログラムの作成という3つの業務があります。このシステムでは、患者の回復度の予測とリハビリ目標の設定をAIを用いて行っています。

患者の回復度の予測では、3日分の電子カルテのデータから、ベテランスタッフと同程度の精度で予測を実現しました。また、過去のリハビリ目標のデータを教師データとし、同じく3日分の電子カルテデータを用いて、リハビリ目標の候補の提示を実現しました。このシステムによって、新人でもベテランと変わらないリハビリ計画を作成でき、業務効率が向上したということです。日立ハイテクソリューションズ社もリハビリ計画作成支援のAIを開発しています。前述の例と同様に、過去のリハビリ計画書から現在の患者と類似の計画書を検索し、最も効果的なリハビリ計画を表示するAIシステムです。

デイサービス事業者向けのソリューションを提供しているのがパナソニック社です。同社では、生活機能訓練という、身体機能や生活機能を維持・改善するための訓練計画の作成を支援するAIを開発しています。具体的には、高齢者の骨格の動きを推定する**骨格推定システムから身体能力を測定するAI**を開発しており、同機能によって身体能力に合わせた訓練計画の作成が可能になります。

最後にアメリカのAIを利用したリハビリ支援のアプリを紹介します。リハブースト社が開発しているアプリです。このアプリでは、スマートデバイスで撮影されたリハビリ中の動作を、AIを用いたモーションキャプチャー技術で解析することによって、リハビリに対してフィードバックを与えることができます。

リハビリはAIを搭載したロボットも多数活躍している領域です。近年では、脳とロボットをつなぐ**ブレイン・マシン・インターフェイスを用いたリハビリ機器**の開発も進んでいます。最新の技術によって、失われてしまった機能を回復する取り組みは今後ますます増えてくるでしょう。

○ レセプトデータを利用することで医療資源の配分状況を可視化

続いて**レセプトデータ**というあまりなじみのないデータに関する取り組みを

紹介します。レセプトデータとは、病院や診療所が診療報酬を得るために作成する明細書データのことです。日本の保険制度と深い関わりがあるため、日本の保険制度から改めておさらいします（図2-18）。

　日本は国民皆保険制度を適用しています。国民全員が保険に加入することで、医療費の自己負担額は1割から3割の範囲で済んでいます。では、保険料を納める被保険者と保険料の納付先である保険者と医療機関との関係はどのようになっているのでしょうか。私たち被保険者は保険料を保険者に納付します。保険料を納付することによって、被保険者は保険証を得られます。そして、保険証を医療機関で提示すると、かかった医療費の一部を負担するだけで医療を受けられるようになります。

　では、医療機関は残る医療費をどこに請求しているのでしょうか。それは、審査支払機関に請求しています。その機関では、診療行為が適切に行われ、正しい医療費の算定を行っているかを審査しています。この請求に必要な書類をレセプトと呼びます。審査支払機関は、レセプト審査の結果、正しいと判断した場合には、残る医療費の支払いを行います。そして、審査支払機関は保険者に対し、その額を請求します。

　現在、レセプト作成のためのシステムである、レセプトコンピュータはほぼすべての病院・診療所で導入され、電子での運用になっています。そして、2009年からはレセプトを集約するデータベースの整備が実現しています。NDB（ナショナルデータベース）と呼ばれている同データベースのデータは、条件付きで第三者提供も可能な状態になっており、レセプトデータを用いた研究事業が積極的に行われています。

　レセプトデータは匿名化の処理はされていますが、どのような人がどこの医療機関でどのような処置や検査を受けたのかがわかるデータとなっています。そのため、地域ごとの病気の特性などがレセプトデータを解析することによって明らかにできます。

　レセプトデータの解析の事例としては、自治医科大学による事例が挙げられます。その取り組みの中で、各病院の入院患者がどの地域に住んでいるのかを明らかにしています。また、中核病院に連携医療機関がある場合に、適切に入院患者が分散されているかどうかといった解析例なども示しています。病院の適切な配置が昨今取り沙汰されていますが、NDBを解析することによって、**医療資源の最適配分に関する示唆**も得られることになります。

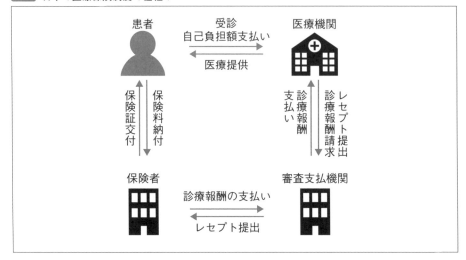

図2-18 日本の医療保険制度の仕組み

患者 ─ 受診 自己負担額支払い → 医療機関
医療提供

保険証交付 / 保険料納付

保険者 ─ 診療報酬の支払い / レセプト提出 → 審査支払機関

医療機関 ─ 診療報酬支払い / レセプト提出 診療報酬請求 → 審査支払機関

　NDBはAIの適用事例ではありませんが、ビッグデータを収集することによってさまざまな可能性を検討できるようになってきました。NDBを活かした医療AIにも期待が持たれます。

○ レセプト作成や審査に対するAIの適用事例

　レセプトの作成は医療機関にとって大切な業務のひとつです。レセプトを適切に作成しなければ医療費を得ることができません。そこで、**レセプトの作成を正しく行うことや、審査を適切に行うことを支援するためのAIシステム**を開発している会社があります。メディカルAIラボ社がそのひとつです。同社の開発するレセプト点検AIでは、作成済みのレセプトデータから修正が必要なものを自動で判別できます。また、レセプト病名というレセプト請求のために必要な正しい病名候補の提示も実施しています。同社によると、AIを利用することで、他社製品と比べてレセプトの処理時間が約50%削減され、病名のレコメンド精度は1.8倍に上昇したとのことです。

　また、福岡市や神戸市では2018年にレセプト点検の自動化の実証実験を行っています。神戸市では、アメリカのフライデータ社のAIを用いることで、レセプト点検の作業時間が70%削減されました。アメリカでも、医療費請求書の修正を支援するAIの開発と実装は進んでおり、ホワイトハットAI社が請求書のミ

スを発見する AI を開発しています。

　私たちがその役割の大切さを感じることは少ないですが、医療費の請求業務が円滑に行われることによって、医師が診察に集中でき、医療に貢献していることは間違いないでしょう。

○ レセプト業務以外でも病院経営を支援するAI

　レセプト業務以外にも**病院の電子カルテなどのデータを解析することで、病院経営に資する示唆を得る**ことができます。

　アメリカの診療報酬の請求業務に関する取り組みを紹介します。アメリカでも日本のレセプトと同様、医療行為に対して適切な報酬を得るために請求書を発行しています。その請求書を発行する際に、アメリカでは CPT と ICD というコードを付与しなければなりません。CPT は処置に対して付与するコード、ICD は診断した病名に対して付与するコードです。これらのコードは医師が記載する電子カルテやレポートによって付与できますが、医療事務の方が適切なコードを付与しています。3M 社では、医師のレポートのデータを自然言語解析することで、自動的にコードを付与する AI システムを開発しています。このシステムによって、コードの付与によるミスを防ぎ、かつ業務の効率化が可能になりました。

　また、医療の質の向上に対する取り組みも進められています。アメリカでは、再入院に対してペナルティが課される制度があり、**再入院の防止**が病院経営の効率化に直結しています。そのため、再入院を予測する AI の開発が進められています。カナダのロジベック社では、退院予定の急性期の患者データを分析することで、45 日以内の再入院の確率を算出しています。それによって、退院予定日の計画の修正などに反映でき、再入院のリスクを減らせるようになります。日本でも、2019 年に都築電気社と麻生情報システム社が麻生飯塚病院にて、退院日の予測システムの検証を行っています。患者の個人データや診療データを用いることで精度の高い予測を実現しています。

　このように電子カルテなどの病院のデータを有効活用することによって、病院経営にも寄与できる可能性があります。退院日予測は、病院のベッド不足や過多の解消にもつながるため医療資源の最適化にも大きく貢献できるでしょう。

○ ワクチンのサプライチェーンにもAIが有効

　医療 AI の適用事例の話の最後に、第 1 章でも触れたワクチンの話をします。

日本では現在、予防接種が当たり前のように受けられます。そして、ワクチンの種類もだんだんと増えている状況にあります。ところが、世界に目を向けると、ワクチンの接種が受けられておらず、残念ながら亡くなっている子どもたちがたくさんいます。たとえば、はしかという病気があります。日本では、はしかの予防接種は生まれてすぐに当たり前のように受けています。しかし世界では、はしかにより死亡する5歳以下の子どもが2019年時点で約21万人いるのが現状です。世界の子どもたちの中で、1歳までにはしかワクチンの予防接種を受けられている子どもは85%とWHOにより2019年末に推計されています。つまり、残りの15%の子どもたちにはワクチンが届けられていません。

　ワクチンが子どもたちに届けられていない一方、ワクチンの廃棄についても問題になっています。ワクチンの量に適切な注射器がない問題や、ワクチンの低温輸送の設備が不十分である、ワクチンの使用期限までに使われていないなど、さまざまな問題によって廃棄が発生しています。

　ワクチンの廃棄を減らす解決策のひとつとして、**AIを用いたワクチンの需要予測**を提供している会社があります。それが、アメリカのマクロアイズ社です。同社のワクチンの需要予測システムをタンザニアで実証したところ、既存システムに比べ、その需要予測精度が70%向上しました。医療AIは世界の子どもたちの命も救っているのです。

○ 医療AIの今後のさらなる発展に期待

　ここまでさまざまな医療AIの事例を見てきました。深層学習の発達によって、第3次AIブームが巻き起こりました。深層学習の強みである画像領域の取り組みは今後もますます発展するでしょう。医療は今でもFAXを使うなど、電子化されていない部分が多くあり、AIを適用するのが極めて難しい領域のひとつです。また、医療の現場にエンジニアが入りづらく、現場課題とテクノロジーとの乖離（かいり）も大きい領域です。しかし、医療の高度化や人手不足などによって、介護や看護も含めた**医療業界全体の効率化のために**、AIは今後ますます必要になってくるでしょう。

第 **3** 章

医療AIの技術(1)
画像処理編

　本章は、エンジニア、医師や生物系の研究者、医療画像機器メーカーのソフトウェアの営業担当者を対象にしています。

　AIブームによりプログラミングのツールが整備されてきました。エンジニアは、手元の画像を処理する技術がわかれば、そのツールを使い、多少プログラミングするだけで手間をかけずに画像処理ができるようになります。そのため、エンジニアには技術の仕組みに関する知識が求められます。医師や生物系の研究者も、技術がわかれば診察や実験から画像の解析までを自分で行うことができます。ソフトウェアの営業担当者は、自社ソフトウェアの動く仕組みがざっくりとでもわかれば、エンジニアやソフトウェアのユーザーと会話が弾むでしょう。

医療画像処理でできること

○ 進む画像処理へのAIの活用

　病院や製薬会社、生命科学系の研究室には大量に画像があります。たとえば、病院に行ってレントゲンを撮ってもらうと、その画像がデータとして病院にどんどん蓄積されます。また、顕微鏡などの装置開発が進歩し、高速に画像を取得できることになったため、病理組織の画像なども蓄積されていきます。

　これらの大量の画像を人間が短期間で処理することは困難です。そのため、**画像処理**にAIの助けを借りようとする研究や開発が活発に行われており、今後もその流れは加速するでしょう。したがって、画像処理に使われるAI技術の理解が今後ますます重要になります。

○ 画像処理の手順

　画像処理（深層学習を除く）は、**前処理→特徴量抽出→メインタスク**の手順で行われます（図3-1）。前処理では、画像を数値に変えます。特徴量抽出では、画像に特徴的な数値の組を取り出します。特徴量の数値の組を**特徴量ベクトル**といいます。メインタスクには、画像分類、セグメンテーション、画像再構成、物体検出、物体追跡、類似画像検索があります。本節ではそれぞれのタスクでできることを見ていきます。

・画像分類

　画像分類（classification）は、あらかじめ用意したクラス（class）の1つを各画像に付けることです。たとえば、さまざまな胸部X線画像を、新型コロナウイルス感染症患者の画像と健常者の画像に分類するとき、患者と健常者の2つのクラスに画像を分類するといいます。

　各画像には**ラベル**を付けます。図3-2では、健常者の画像にラベル「正常」、患者の画像にラベル「COVID-19」と付けます。読影の時間を短縮できます。

図3-1 画像処理の手順

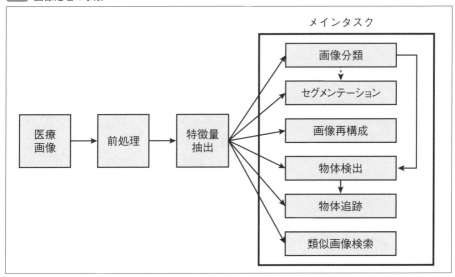

メインタスク

画像分類

セグメンテーション

画像再構成

物体検出

物体追跡

類似画像検索

医療画像 → 前処理 → 特徴量抽出

図3-2 画像分類の例

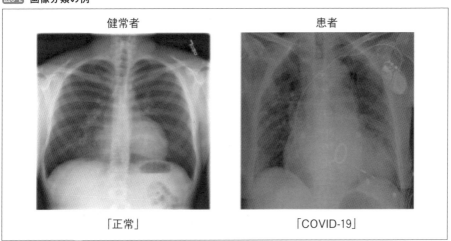

健常者　　　　　患者

「正常」　　　　「COVID-19」

出典：Puan N et al.（2020）「Automated diagnosis of COVID-19 with limited posteroanterior chest X-ray images using fine-tuned deep neural networks」（『ArXiv Preprint, arXiv：2004.11676』）をもとに作成

URL　https://arxiv.org/abs/2004.11676

・セグメンテーション

セグメンテーションは、意味のある領域に画像を分けます。たとえば、細胞が写った画像を、細胞の領域と細胞がない背景領域に分け、分けたことを示すために、それぞれの領域に別々のラベルを付けます。この技術を使うと、たとえば細胞の種類別に形や大きさを計測できるようになるなど、読影作業を数値化できます。セグメンテーションは**領域分割**ともいいます。

セグメンテーションには、**セマンティックセグメンテーション**と**インスタンスセグメンテーション**があります。セマンティックセグメンテーションは画像の画素ごとに特定のクラスのラベルを付けます。細胞のセマンティックセグメンテーションでは、背景画素にラベル0、細胞画素にラベル1を付けます。それに対し、インスタンスセグメンテーションは、つながった領域ごとに異なるラベルを付けていきます。図3-3の例では、細胞が4つあるので背景を含めて5つのラベルを付けます。読売ジャイアンツというクラスに王貞治選手と長嶋茂雄選手がいます。セマンティックセグメンテーションでは両選手に読売ジャイアンツというラベルを付けますが、インスタンスセグメンテーションでは王貞治選手に読売ジャイアンツの背番号1、長嶋茂雄選手に背番号3というラベルを付けるようなものといえば、なじみ深いでしょうか。

図3-3 セグメンテーションの例

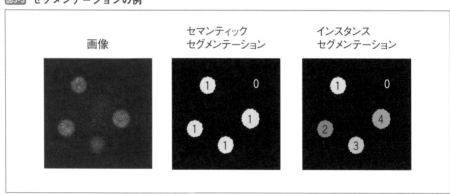

画像　　セマンティックセグメンテーション　　インスタンスセグメンテーション

出典：Tokuoka Y et al.（2020）「3D convolutional neural networks-based segmentation to acquire quantitative criteria of the nucleus during mouse embryogenesis」（『npj Systems Biology and Applications』第6巻32号）をもとに作成

URL https://www.nature.com/articles/s41540-020-00152-8

・画像再構成

　画像再構成は画質を向上させます。たとえばデノイズです。**デノイズ**とは、元画像からノイズを減らす処理のことです（図3-4）。ノイズの少ないMRI画像を撮影するには長い時間が必要になります。一方で撮影時間が長いと被験者の負担が大きくなります。このときデノイズを行うと、撮影時間を短くしつつノイズも抑えた画像を作ることができます。

図3-4 デノイズの例

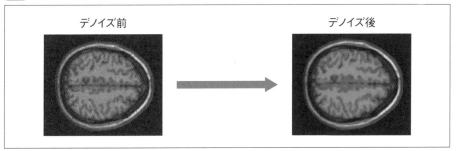

Chang L et al.（2015）「A MRI Denoising Method Based on 3D Nonlocal Means and Multidimensional PCA」（『Computational and Mathematical Methods in Medicine』）をもとに作成
URL https://www.hindawi.com/journals/cmmm/2015/232389/

・物体検出

　物体検出は、あらかじめ決めた物体や領域を画像の中に見付けます。血液の顕微鏡画像から白血球と赤血球を検出する場面で、白血球と赤血球の場所を画像に四角形で示します（図3-5）。これにより、物体を見付ける作業の時間短縮もしくは補助、見落とし防止ができます。

・物体追跡

　物体追跡は、あらかじめ決めた物体を動画像の各フレームで追いかけることです（図3-6）。動画像は、複数の時刻で撮影した画像の集まりです。細胞を撮影した動画像から、細胞を追跡した結果を矢印で示します。時刻1のフレームに3つの細胞がありますが、時間が進むにつれて図中の最も左にある細胞は2つに分裂していることを示しています。物体追跡は、再生医療などの製造過程などにおいて複数の細胞を追跡して増殖の様子を定量化する作業を補助します。

図3-5 物体検出の例

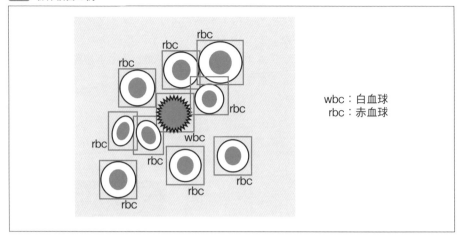

wbc：白血球
rbc：赤血球

図3-6 物体追跡の例

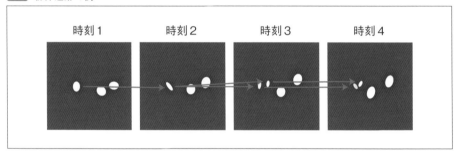

時刻1　時刻2　時刻3　時刻4

・**類似画像検索**

　類似画像検索は、手元の画像に似た画像をデータベースから探し出すことです（図3-7）。たとえば、手元の画像に似た画像を画像データベースから探し出し、右上から似ている順に2例表示します。疾患の画像が希少で類似の症例が思い出せない医師は論文や専門書のページをめくって症例を探しますが、これでは時間と労力がかかります。このとき、類似画像検索ツールを使うとこの作業が楽になります。病理画像、CT画像やMRI画像、マンモグラフィ画像などで類似画像検索システムが開発・運用されています。

図3-7 類似画像検索の例

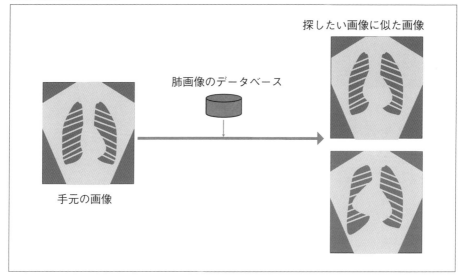

○ 医 療 画 像 処 理 の 仕 組 み を 知 る

　医療画像処理でできることをざっくり紹介しました。本章では、医療画像処理
の各課題を解決する技術の仕組みを見ていきます。これらには、機械学習、深層
学習、偏微分方程式、統計モデリング、組み合わせ最適化、グラフ理論など複数
の数理分野の技術が使われています。機械学習や深層学習はAIブームに火を付
けた技術です。偏微分方程式の数値解法技術は流体力学などの物理学に触発され
て発展した技術です。それぞれの技術は深淵過ぎるため、画像処理に必要な部分
に絞って紹介します。その前に、前提となるデジタル医療画像の特殊性や、メイ
ンタスクに使うための画像処理の前処理・特徴量抽出について見ていきましょ
う。

デジタル医療画像の特殊性

○ デジタル画像は輝度値を持つ

デジタル画像は画素の集まりで、各画素に単位面積当たりの明るさである**輝度値**を持ちます。細胞が4つ写った画像の一部を拡大すると、このことがよくわかります。

拡大図を見ると、さまざまな灰色の四角形が格子状に並んでいるのがわかります。それぞれが**画素**です。図3-8は、輝度値が0から$255 = 2^8 - 1$の整数を取りうる8ビット画像です。輝度値0は真っ黒、輝度値255は真っ白です。輝度値68の画素よりも輝度値146の画素のほうが白色に近い灰色です。

8ビットの他に、1ビット、12ビット、16ビットの画像がよく使われます。輝度の最大値はそれぞれ$1 = 2^1 - 1$、$4095 = 2^{12} - 1$、$65535 = 2^{16} - 1$、最小値は0です。ビットの数が増えるにつれて記録される情報が増えるため、輝度の微小な変化を記録できます。

図3-8 画像は画素の集まり

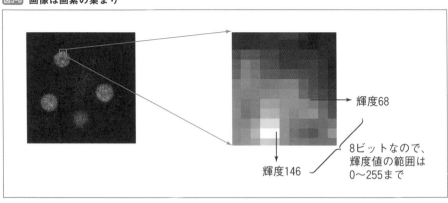

輝度68

輝度146

8ビットなので、
輝度値の範囲は
0〜255まで

出典：Tokuoka Y et al.（2020）「3D convolutional neural networks-based segmentation to acquire quantitative criteria of the nucleus during mouse embryogenesis」（『npj Systems Biology and Applications』第6巻32号）をもとに作成
URL https://www.nature.com/articles/s41540-020-00152-8

○ 医 療 画 像 の 種 類

　医療画像には、二次元画像、三次元画像、四次元画像、五次元画像の4種類が
あります（表3-1）。それぞれについて見ていきます。

表3-1 **医療画像の種類**

医療画像の種類	記録する情報
二次元画像	XY
三次元画像	XYZ（Zスタック画像）
	XYλ（ハイパースペクトル画像）
	XYt（動画像）
四次元画像	XYZtもしくはXYλt
五次元画像	XYZλt

・二次元画像

　ある瞬間の縦横XYの輝度のみを記録している画像を**二次元画像**といい、二次
元画像の画素を**ピクセル**といいます。二次元画像はスマートフォンで撮影した静
止画像などなじみ深い種類の画像です。二次元画像にはXYの情報が記録されて
います。

　二次元画像は、医療画像の4種類の中で最も扱いが単純なため、本章では特に
断りがない限り、二次元画像をもとに技術を紹介していきます。

・三次元画像

　三次元画像は3種類あります。

　1つ目は**Zスタック画像**です（図3-9）。これは、三次元の撮影対象の断面を1枚
ずつ撮影した画像の集まりで、**断面画像**ともいいます。CTやMRI、光学顕微鏡、
電子顕微鏡などの撮影装置で、Zスタック画像を取得できます。

　Zスタック画像はボクセルの解像度によって2つに分けることができます。ボ
クセルとは三次元画像の画素のことです。奥行き方向の解像度が縦横方向の解像
度と同じボクセルを**アイソトロピックボクセル**、違うボクセルを**アニソトロピッ
クボクセル**といいます。たとえば、縦横奥行き方向でどれも0.4ミクロンのボク
セルはアイソトロピックボクセルです。それに対し、縦横方向が0.4ミクロンで、

図3-9 Zスタック画像の例

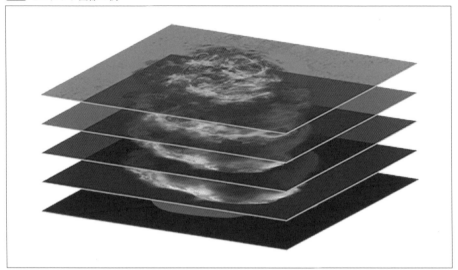

出典：バイオテック社HP
URL https://www.biotek.jp/images/products/gen5/12-Z-stack-Mini.png

図3-10 アイソトロピックボクセルとアニソトロピックボクセルの例

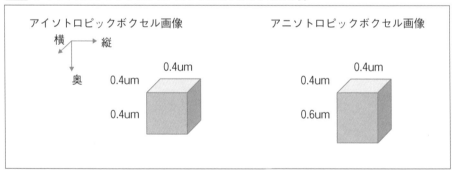

奥行き方向が0.6ミクロンのボクセルは、アニソトロピックボクセルです（図3-10）。

　三次元画像の2つ目は**ハイパースペクトル画像**です。スマートフォンなどのカメラで撮影された画像は赤、緑、青の3波長で撮影されていますが、ハイパースペクトル画像はハイパースペクトルカメラという光を波長（λ）ごとに分光して撮影することができるカメラを使って撮影されます。

　三次元画像の3つ目は**動画像**で、複数の時刻（t）で撮影された画像の集まりで

す。たとえば、培養している細胞の増殖を光学顕微鏡で撮影した画像です。

　Ｚスタック画像はXYZ、ハイパースペクトル画像はXY λ、動画像はXYtという3つの次元の情報が記録されているので三次元画像といいます。

・四次元画像

　四次元画像は、Ｚスタックの動画像もしくはハイパースペクトル画像の動画像です。XYZtあるいはXY λ tという4つの次元で記録されているので四次元画像といいます。

・五次元画像

　五次元画像は、複数の波長を使って撮影したＺスタック画像の動画像です。五次元画像にはXYZ λ tの情報が記録されています。

前処理と特徴量抽出

○ 画像処理の前処理

　画像処理の前処理は、画像を数値として扱いやすくするために行われます。医療画像に限らず利用頻度が高い前処理は、画像の輝度値の幅を画像が表現できる最大幅まで引き伸ばす処理である輝度の正規化です。

　たとえば、8ビットで撮影した細胞Aと細胞Bの画像の分類を考えます。それぞれの撮影条件が異なるという理由などから、輝度値の幅が細胞Aの画像で0〜186、細胞Bでは0〜151とします。それぞれの輝度値が違うため、特定の輝度値以上のものを細胞と判定するような処理をするとうまくいきません。そのため、これらの画像の輝度値の幅が0〜255になるように輝度を正規化します（図3-11）。なお、輝度値が最小、最大の画素を含む領域を図中の四角で囲んでいます。

図3-11 輝度正規化

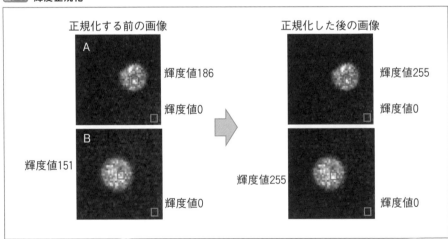

正規化する前の画像　　　　　　　　　正規化した後の画像

A　輝度値186　　　輝度値0

輝度値151　　　B　　　輝度値255　　　輝度値255　　　輝度値0

出典：Tokuoka Y et al.（2020）「3D convolutional neural networks-based segmentation to acquire quantitative criteria of the nucleus during mouse embryogenesis」（『npj Systems Biology and Applications』第6巻32号）をもとに作成

URL https://www.nature.com/articles/s41540-020-00152-8

○ 特 徴 量 抽 出 は メ イ ン タ ス ク を 行 う 上 で 重 要 な 役 割

前処理を行った後は**特徴量抽出**です。畳み込みフィルタ、画像統計量、局所特徴量記述子を使って医療画像から特徴量を抽出します。特徴量抽出は、特徴量の値に応じて医療画像を処理していくため、メインタスクを行う上で重要な役割があります。画像処理だけでなく、放射線画像を使った診断を行うRadiomicsでも、病変がCT画像やMRI画像からわかることを利用して、特徴量抽出を行います（図3-12）。特徴量抽出を行う3つの方法について見ていきます。

図3-12 **Radiomicsの病変解析の流れ**

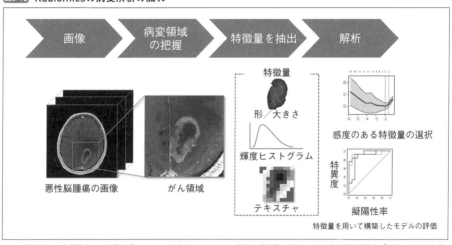

出典：橋渡貴司、齋藤茂芳、石田隆行「Radiomics 研究をはじめよう　基礎と活用例の紹介」（日本放射線技術学会「近畿支部雑誌」第
26巻2号）をもとに作成
URL http://jsrtkinki.jp/wp/wp-content/uploads/501e0868e9de7df218732c0d2ae5edd1.pdf

○ 視 覚 野 に 似 せ た 畳 み 込 み フ ィ ル タ

畳み込みフィルタは画像にかけるフィルタです。たとえば、(0, -1, 0, -1, 5, -1, 0, -1, 0) のような数字の組の畳み込みフィルタをかけるとは、注目した画素の輝度値とフィルタの数字を掛けて足し合わせることをいいます。輝度値が6の画素に注目しているときに上記のフィルタをかけると、特徴量の値として「8」を抽出します（図3-13）。畳み込みフィルタを使うことで、注目した画素の周囲との関係を把握できます。なお、0、-1などのフィルタの数字を、**輝度を足し合わせるときの重み**といいます。

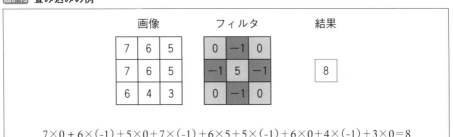

図3-13 畳み込みの例

	画像			フィルタ			結果
7	6	5	0	−1	0		
7	6	5	−1	5	−1		8
6	4	3	0	−1	0		

$$7\times0+6\times(-1)+5\times0+7\times(-1)+6\times5+5\times(-1)+6\times0+4\times(-1)+3\times0=8$$

ところで、私たちは視覚野のフィルタを通して世界を見るといわれます。画像処理ではこれに似るようにフィルタを作ります。代表的なフィルタが**ソーベルフィルタ**と**ラプラシアンフィルタ**です。

ソーベルフィルタは、左右上下の画素と中央画素の輝度差を強調します。水平方向のエッジを抽出するソーベルフィルタでは、真ん中の列で要素の値がすべてゼロ、右側の列ですべて正、左側の列ですべて負であり、列方向の要素の和はゼロです。同様に、行方向の要素の和もゼロです。水平方向のソーベルフィルタで画像を畳み込むと水平方向のエッジを抽出できます。

ちなみに、ソーベルフィルタはスタンフォード人工知能研究所でアーウィン・ソーベル氏らによって1968年に提案されましたが、論文にはなっておらず、ピーター・ハート氏らによって1973年度に出版された書籍『Pattern Classification and Scene Analysis』の中で初めて明文化された歴史があります。

ラプラシアンフィルタは、あらゆる方向のエッジを一気に抽出するフィルタです。フィルタの真ん中が正、その周囲がすべて負です。ラプラシアン演算子は微分方程式で使われますが、ラプラシアンフィルタは、その画像処理版です。

細胞組織の透過型電子顕微鏡画像では細胞膜は黒っぽく写ります（図3-14のくさび形）。この画像にソーベルフィルタをかけると、細胞膜が白く、それ以外が黒い画像ができます。一方、ラプラシアンフィルタをかけると、細胞膜が黒っぽく、それ以外が灰色な画像ができます。

○ 輝度値そのものに注目する画像統計量

統計もしくは医療統計という分野では、分布の平均や分散などの統計量が使われます。ある疾患で入院した患者が5人いて、在院日数が（11, 12, 12, 13, 13）な

図3-14 ソーベルフィルタとラプラシアンフィルタの仕組み

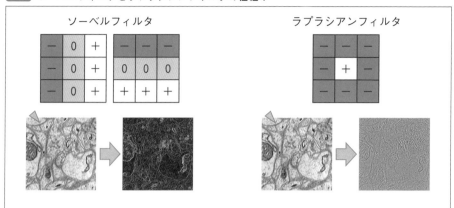

ら、平均値は、

$$\frac{1 \times 11 + 1 \times 12 + 1 \times 12 + 1 \times 13 + 1 \times 13}{1+1+1+1+1} = 12.2$$

日となります。患者は重要度で分けられており、重みが (0.4, 0.15, 0.15, 0.15, 0.15) なら、在院日数の重み付き平均値は、

$$\frac{0.4 \times 11 + 0.15 \times 12 + 0.15 \times 12 + 0.15 \times 13 + 0.15 \times 13}{0.4 + 0.15 + 0.15 + 0.15 + 0.15} = 11.9$$

日となります。このように分布に対して統計量は使われますが、画像においても統計量が使われます。

　画像の統計量にはいくつかの種類があります（表3-2）。

　画像の一次統計量は、画像の画素の輝度値そのものに対して計算する統計量です。統計で使われるデータの平均値や分散と同様に、画像の一部の画素で輝度を

表3-2 画 像 の 統 計 量 の 種 類

画像統計量の種類	例
一次統計量	平均輝度値、輝度値の分散
二次統計量	GLCM
高次統計量	HLAC

平均した値を**平均輝度値**といいます。また、輝度値のばらつきを**輝度値の分散**といいます。画像の一部の平均輝度値の差から腫瘍の領域のだいたいの大きさを把握できます。腫瘍の構造によって輝度値の分散は異なる値を持ちます。

　画像の二次統計量は、2つの画素を組として扱う統計量です。二次統計量の例に**同時生起行列**（Gray-Level Co-Occurrence Matrix：**GLCM**）があります。GLCMは、特定の位置関係にある画素の輝度の組の数を数えた行列です。輝度値iとjの画素の数を上からi＋1、左からj＋1マス進んだGLCMのマスに入れます。図3-15は、サイズ4×4の画像に対してGLCMを右に示しています。サイズ4×4の画像で横に隣り合う画素の輝度値が（0, 0）の組の数は2なので、GLCMの左上のマスには2が入ります。また、（2, 3）の組の数は1なので、GLCMの上から3、左から4マス進んだマスには1が入ります。なお、GLCMはRadiomicsでも特徴量として頻出です。

　画像の高次統計量は、2つ以上の画素を組として扱う統計量です。有名な例に**高次局所自己相関特徴**（Higher order Local Auto-Correlation：**HLAC**）があります。高次局所自己相関特徴は相関を考慮した統計量で、電子技術総合研究所に在籍していた大津展之氏と栗田多喜夫氏によって考案された日本の代表的な画像処理技術のひとつです。

図3-15 同時生起行列の例

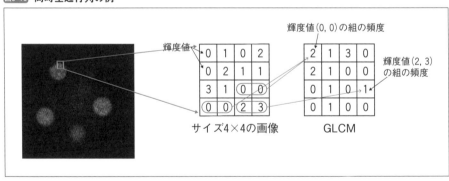

出典：Tokuoka Y et al.（2020）「3D convolutional neural networks-based segmentation to acquire quantitative criteria of the nucleus during mouse embryogenesis」（『npj Systems Biology and Applications』第6巻32号）をもとに作成
URL　https://www.nature.com/articles/s41540-020-00152-8

○ 画像をざっくり把握するための局所特徴量記述子

　医療画像の局所的な特徴をざっくりと抽出するために**局所特徴量記述子**がよく

図3-16 SIFTの例

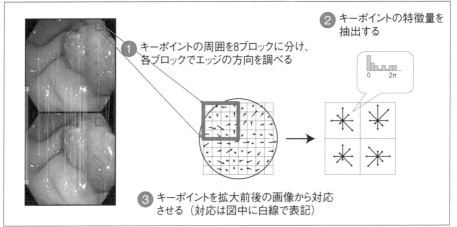

① キーポイントの周囲を8ブロックに分け、各ブロックでエッジの方向を調べる

② キーポイントの特徴量を抽出する

③ キーポイントを拡大前後の画像から対応させる（対応は図中に白線で表記）

出典：Sargent D et al.（2009）「Feature detector and descriptor for medical images」（『SPIE Medical Imaging』第7259巻）をもとに作成
URL　https://doi.org/10.1117/12.811210

用いられます。代表例は**スケール不変特徴変換**（Scale-Invariant Feature Transform：**SIFT**）です。

　ポリープを拡大する内視鏡の動画像から拡大前後の画像をSIFTによって対応付ける手順を見てみます（図3-16）。手順①と②がSIFTの作業になります。

①拡大前後の画像から似た輝度値が集まった画素（キーポイント）を抽出する
②キーポイントの特徴量をざっくり抽出する
③抽出した特徴量が似ているキーポイントを拡大前後の画像からそれぞれ見付け、対応させる

　上記の手順②では、**エッジ方向のヒストグラム**を特徴量とします。キーポイントの周囲を縦横8ブロックに分け、各ブロックでエッジの方向を調べ、8方向のヒストグラムを作ります。ヒストグラムを作ることでエッジの向きを離散化できるため、ノイズに影響されにくい特徴量となります。

機械学習を用いた
画像分類の方法

○ 教師あり学習、教師なし学習、強化学習

　医療画像の画像分類には一般的な機械学習技術が使われます。したがって、こうしたことになじみのない方のために、ここでは機械学習の一般的な話をします。詳しい方は読み飛ばしていただいて構いません。

　機械学習は**教師あり学習**、**教師なし学習**、**強化学習**の3種類に分かれます（表3-3）。それぞれについて見ていきます。

表3-3 **機械学習の種類**

種　類	特　徴
教師あり学習	ラベルを付けたデータ（教師データ）を分類するような境界を求める
教師なし学習	ラベルがないデータを分ける方法を求める
強化学習	報酬を最大にするような方策を求める

・教師あり学習

　教師あり学習は**教師データ**を使った学習方法です。教師データとは画像とラベルの組のことで、**訓練データ**ともいいます。たとえば、肺のX線画像を健常者と新型コロナウイルス患者（COVID-19）に分類したいとします。これを、画像を健常者のクラスと患者のクラスに分類する、といいます。健常者と患者の画像に分類するので、クラスの数は2です。画像を見ながら、健常者の画像に「正常」、患者の画像に「COVID-19」とひとつひとつラベルを付けていきます（図3-17）。この画像とラベルの組が教師データです。

　教師データを計算機に学習させると、計算機は、新しい肺のX線画像を見たときに、「正常」か「COVID-19」かを推測できます。教師あり学習は、教師データが必要ですが、他の2つの学習方法に比べて高精度な結果を出してくれることが多くあります。

　教師データを計算機に学習させるといいましたが、より詳しくいうと、画像から抽出した特徴量にクラスのラベルを与え、違うクラスのデータ間に境界線を引くにはどうすればよいかを計算します。

　たとえば、肺の画像からx_1とx_2という2つの特徴量を抽出したとします。このとき、特徴量ベクトルは(x_1, x_2)です。「正常」と「COVID-19」画像から抽出した特徴量にそれぞれ○、●のラベルを付けます。「正常」な画像が6枚、「COVID-19」の画像が7枚あって、特徴量を抽出して特徴量の空間（平面）にプロットした結果、○が左下、●が右上にまとまったとしましょう。学習とは、○と●を分けるように、左上から右下に向かって境界線を引くことです。新しい画像から同様に特徴量を抽出しプロットしたとき、境界線の左下側なら「正常」、右上なら「COVID-19」と推測できます。

図3-17　教師あり学習の流れ

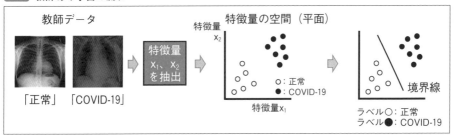

出典：Puan N et al.（2020）「Automated diagnosis of COVID-19 with limited posteroanterior chest X-ray images using fine-tuned deep neural networks」（『ArXiv Preprint, arXiv：2004.11676』）をもとに作成
URL　https://arxiv.org/abs/2004.11676

・教師なし学習

　教師なし学習では、クラスのラベルは付けずに画像だけを集めて似ているものどうしのグループに分けます。これを**クラスタリング**ともいいます。先ほどの例だと、画像のラベルが付いていないので、画像統計量など特徴量の値のみを頼りにして2つのグループに分けます（図3-18）。正常と疾患に分かれている保証はありません。大きさや形、色で分かれるかもしれませんが、うまくいけばラベルを付ける必要がないので手間がかかりません。

図3-18 教師なし学習の流れ

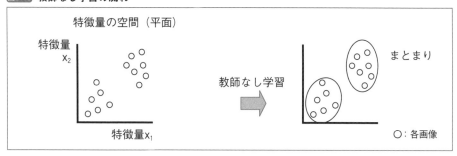

・強化学習

　強化学習は、ラベルがあるかどうかに関係なく将来の効果が最大になるように方策を学習する方法です。

　強化学習は将棋をイメージするとわかりやすいかもしれません。将棋では対戦相手の「王将」を取ると勝ちとなります。したがって、最後に「王将」を取るために、それぞれの一手がどれだけ効いているかを学習していきます。強化学習をしなければ、相手の「歩」（弱い駒）が自分の駒の前に来たら条件反射的に駒を取ってしまいます。しかし、強化学習では、敵の「歩」を取っても自分の「飛車」が代わりに取られて自分に不利になるなら「歩」を取らないなど、相手の「王将」を最後に取るための方策として最善の策は何かを学習していきます。しかしながら、うまく学習させるのが難しいなどの理由で、今のところ医療の現場で強化学習はほとんど使われていないようです。

○ 現場で使われる教師あり学習

　ここでは、現場で使われる教師あり学習を大きく4種類のグループに分けます

表3-4 本節で紹介する分類技術の一覧

グループ	特　徴
DT、AdB、RF	特徴量のデータ点を縦横の境界線もしくはその組み合わせによって分類する
PPN、LR、MLP、CNN	生物のニューロンの仕組みに似せて分類する
LSVM、SVM	代表的なデータを使って分類する
kNN	特徴量空間で近くの画像のラベルのみから、新しい画像のラベルを求める

（表3-4）。

　1つ目は、特徴量のデータ点を縦横の境界線もしくはその組み合わせによって分類する方法です。決定木（DT）、アダブースト（AdB）やランダムフォレスト（RF）があります。この技術は、解析時間が少なくて済むメリットがあります。

　2つ目は、生物のニューロンの仕組みに似せて分類する方法です。古くはパーセプトロン（PPN）やロジスティック回帰（LR）、近年多用される多層パーセプトロン（MLP）に加え、画像分類の王道となった畳み込みニューラルネットワーク（CNN）があります。CNNは分類精度が高くなりやすいといわれ、さまざまな場面で登場しています。

　3つ目は、代表的なデータを使って分類する線形サポートベクトルマシン（LSVM）や非線形なサポートベクトルマシン（SVM）です。SVMは解析時間がかかるものの精度が良かったので、CNNがブームになる前には一世を風靡していました。

　4つ目は、医療分野ではあまり使われないk近傍法（kNN）です。

　本節の分類技術を提案年度に対してプロットしてみると、技術の改良の様子を感じることができます（図3-19）。

図3-19　本節で紹介する分類技術の一覧年表

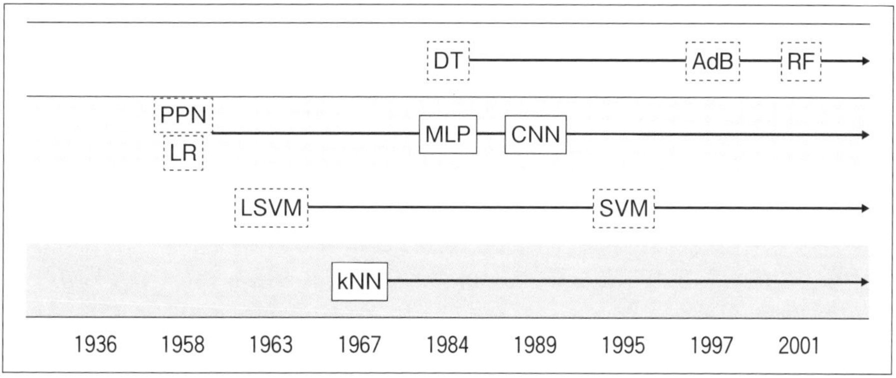

○ 縦 横 の 境 界 線 を 引 く 方 法

　現場で使われる教師あり学習の1つ目のグループは、縦横の境界線で分類するグループです。それぞれについて見ていきましょう。

・決定木

　このグループの基本は**決定木**（Decision Tree：**DT**）です。DTは、特徴量の値が境界線の右か左か、上か下かで分類します。ところで、アキネータをご存じでしょうか。アキネータは、スマートフォンのアプリで、質問に答えることで、アキネータはあなたが思い浮かべた人物やキャラクターを推測します。DTは、アキネータのように、特徴量の値によって「イエス」「ノー」で答えることができる質問を繰り返すことでデータを分類します。

　それでは、境界線の引き方を先ほど例に挙げた、X線画像を健常者と患者に分類する例を使って見ていきます。健常者のクラスをラベル○、患者のクラスをラベル●と呼ぶことにします。教師データに使う画像が健常者7枚、患者5枚の例を図3-20に示しています。

①境界線として縦線と横線を引いてみる
②境界線を引く前と、引いた後の2つのグループで、それぞれ異なるクラスのデータの混ざり具合を表す指標であるジニ係数（CART法の場合）を求める
③手順②で得られたジニ係数を引き算して情報利得（境界線を引く前後でのジニ係数の差）を求める
④情報利得が大きいほうの境界線を採用する

　手順②で、境界線を引く前のジニ係数の値はたとえば0.49だったとします。また、$x_1 = 3.5$に境界線を引くと、その線の左側と右側のジニ係数の和がたとえば0.28だったとします。ジニ係数がそれぞれ0.49と0.28なら、情報利得は0.49 − 0.28 = 0.21です。$x_1 = 2$や5で線を引いて情報利得を求めることで、$x_1 = 3.5$に境界線を引くことが最適とわかります。

　手順①で縦線と横線のどちらを選ぶかは、それぞれを選んでみて、手順③で得られる情報利得が大きいほうを選びます。図3-20で、横線を引いたとき、手順②で得られるジニ係数の和は0.47だったとすると、情報利得は0.49 − 0.47 = 0.02です。縦線を引いたほうが情報利得が大きいので、縦線を引くことに決まります。このように1本だけ境界線を引いた分類木を**決定株**といいます。

　手順②で出てきたジニ係数は、特徴量空間のデータで異なるクラスが混ざっていないときにゼロ、同数だけ混ざっているときに最大値を取る係数です。なお、ジニ係数の代わりにエントロピーを使うこともあります（ID3法やC4.5法）。

図3-20 決定木の仕組み

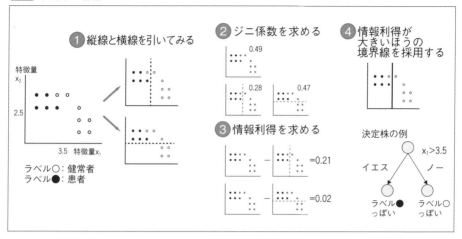

　健常者と患者の画像の特徴を1本の境界線だけで分類できていれば、手順③で境界線を引く作業は終了です。

　では、境界線を1本引いただけで分類できなければどうすればよいでしょうか。この場合、DTは次の条件を満たすまで、上記の手順を繰り返すことで特徴量の空間に境界線をどんどん引いて分割していきます。この例では、$x_1 = 3.5$の左側と右側に2本目の境界線を引きます。

条件1：あらかじめ決めておいた分割回数（「木の深さ」）になる
条件2：分割後の空間に属するクラスの割合が一定値以下になる
条件3：分割による情報利得が一定値以下になる

　このように、DTは特徴量の値に応じて分類していくため、分類の根拠を説明しやすく、納得されやすい利点があります。

・アダブースト
　アダブースト（AdaBoost：AdB）は複数の決定株を直列につないで分類します。野球のピッチャーのボールコントロールを思い浮かべるとわかりやすいかと思います。ピッチャーが1球目を投げてボールが右側に行った場合、ちょっと投げ方を変えることで、左側に投げることができます。

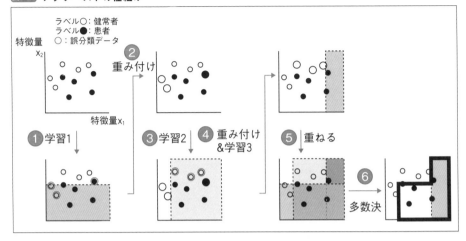

このイメージを、X線画像を健常者と患者に分ける例で見てみます。健常者と患者の教師データ数がそれぞれ5の例を図3-21に示しています。手順は次の通りです。

①1番目の決定株を学習する。DTの手順①から③と同じようにすることで、水平方向に境界線が引けた。線の下側（網かけ内）がラベル●、上側がラベル○の領域になる。しかし、網かけ内にラベル○のデータもあり、それは正しく分類できていないデータとなる。同様に、上側にラベル●があり、これも正しく分類できていないデータとなる（左下図）

②正しく分類できていないこれらの教師データに大きな重みを付ける（真ん中の上側の図）

③手順②の重みを考慮して2番目の決定株を学習する。今度は線の右側がラベル●の領域となる（真ん中の下側の図の網かけ内）

④手順②と手順③を何度も繰り返してすべての決定株を学習する（例では3株）

⑤学習されたすべての決定株についてラベル●の領域を特徴量の空間に重ねる

⑥重ねた結果の多数決がAdBによるラベル●領域となる（右下の太枠内）

　新しい画像は、その特徴量の値が太枠内に入っているかどうかで、クラスを決めます。

図3-22 ランダムフォレストの仕組み

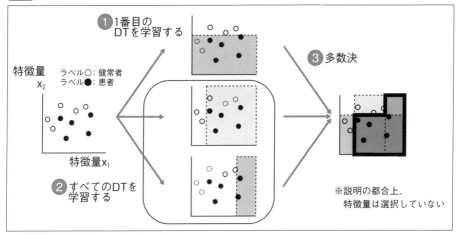

・ランダムフォレスト

ランダムフォレスト（Random Forest：RF）は複数のDTを並列に並べて分類します。イメージは、いろいろな人に相談しても結局は自分で決める人生です。このイメージを、X線画像を健常者と患者に分ける例で見てみます。健常者と患者の教師データ数がそれぞれ5枚の例を図示しています（図3-22）。

① 1番目のDTを学習する。学習は、教師データの一部をランダムに選択する。また、特徴量も各DTの独立性を高めるため、一部をランダムに選択する

② 用意したすべてのDTで分類の境界線を学習する。この例ではDTの数は3だが、一般的に100個ほど用意する。木を集める＝森（Forest）にするということ

③ AdBと同様に、学習されたすべてのDTについてラベル●の領域を特徴量の空間に重ねる。重ねた結果の多数決がRFによるラベル●領域となる（右下の太枠内）

AdBやRFは、DTを複数使うことで分類の精度を高めています。DTなどを**弱学習器**、AdBとRFなどを**強学習器**といいます。

このように弱学習器を複数使って強学習器を作る学習方法を**アンサンブル学習**といいます。アンサンブル学習は、AdBのように弱学習器を直列につなげるブースティングと、RFのように並列に並べるバギングに分けられています。

○ニューロンの仕組みに似せて分類する方法

　教師あり学習の2つ目のグループは、生物のニューロンの仕組みに似せて分類する方法です。動物の神経系を構成する細胞で情報処理や情報伝達に特化した細胞である**ニューロン**の仕組みを利用して分類します。生物のニューロンは感度の異なるいくつかのニューロンから刺激を受け取り、その刺激の強さに応じて発火の有無を決めています。同様に、人工ニューロンは、いくつかのニューロンから特徴量を受け取り、その重みの大きさに応じた重み付き和Zを計算し、和Zの値に応じて発火の有無を決めます。

　ある画像の特徴量がx_1とx_2、それぞれの重みがw_1とw_2のとき、重み付き和Zは「$Z = w_0 + w_1 x_1 + w_2 x_2$」となります。$w_0$は**オフセット**といい、ニューロンごとに決まる値です。発火・未発火を決める関数を**活性化関数**といいます。教師データを最もよく表すようにオフセットと重み（以下、オフセットと重みのことを単に重みといいます）を学習します。

　ニューロンの仕組みに似せて分類する方法には、パーセプトロン、ロジスティック回帰分析、多層パーセプトン、畳み込みニューラルネットワークなどがあります。それぞれについて見ていきます。

・パーセプトロン

　パーセプトロン（PercePtroN：PPN）は、活性化関数の出力によって発火の有無が決まる性質を持つ人工ニューロンを使い、データを2つのクラスのどちらかに「はっきり」と分類します。「はっきり」とは、コインの裏表のように、完全にどちらかということです。

　これを実現するために、入力Zの値が負なら−1、正なら＋1となるステップ関数を活性化関数に使います。PPNの重みの学習手順を、X線画像を健常者と患者に分類する例を使って見ていきます（図3-23）。健常者のクラスをラベル○、患者のクラスをラベル●と呼ぶことにします。教師データに使う画像が健常者2枚、患者3枚の例を図示しています。患者の画像から抽出した特徴量ベクトルの値が（1, 0）、（2, 4）としましょう。特徴量の数は2なので、PPNへの入力数は3です。ラベル○で発火（＋1）、ラベル●で未発火（−1）となるように、PPNのオフセットと重みを次の手順で学習します。

図3-23 パーセプトロンの仕組み

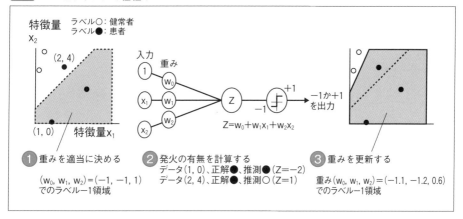

①重みを適当に決める（たとえば、$(w_0, w_1, w_2) = (-1, -1, 1)$）

②特徴量 (x_1, x_2) の値と重みから発火・未発火を計算する。$(1, 0)$ のデータでは $Z = -2$ となり未発火と予測される。このデータのラベルは●なので、この重みはデータを正しく推測している。しかし、$(2, 4)$ のデータに対しては $Z = 1$ と発火してしまい、正しく推測していない

③発火・未発火の推測がラベルと違うなら、重みを少し変える。$(2, 4)$ が未発火になるように、重みをたとえば $(-1.1, -1.2, 0.6)$ と更新する

　PPNの研究は、すべての教師データが直線で分類できるならPPNは必ず収束することが証明されたため、一時期盛り上がりを見せました。しかし、PPNがデータのノイズに弱いとわかったことで鎮火してしまいました。たとえば男性の集団の中の女性のように、あるクラスの教師データ集団の中に違うクラスの教師データが1つ入っているだけでPPNは収束しません。

・ロジスティック回帰分析

　ロジスティック回帰分析（Logistic Regression：**LR**）は、PPNと同じく人工ニューロンを使ってデータを2つのクラスのうちどちらかに分類します。しかし、LRはあるX線画像に対して確率70%で「正常」な画像など、クラスを確率を付けて推測することで分類します。

　LRはPPNと同様に、データの特徴量（x_1 と x_2）と重み（w_1 と w_2）から重み付き

図3-24 ロジスティック回帰の仕組み

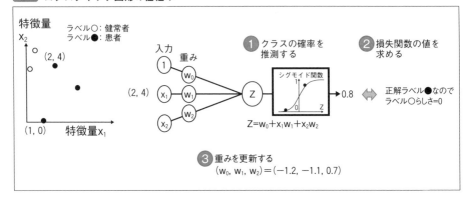

和Zを「$Z = w_0 + w_1 x_1 + w_2 x_2$」で計算します。

　PPNとLRの大きな違いは活性化関数の種類です。LRの活性化関数は入力Zに応じて0から1までの実数を出力する**シグモイド関数**です。

　LRでは図3-24の手順を繰り返し、推測と正解クラスのずれ度合いである損失が最も小さくなるように重みを学習します。損失は関数で表し、**損失関数**と呼ばれます。これはMLPやCNNでも使われる方法です。健常者の画像2枚と患者の画像3枚からなる教師データを使って、LRの手順を見ていきます。まずは重みを適当に、たとえば、$(w_0, w_1, w_2) = (-1, -1, 1)$と決めます。

①重みと特徴量の値から入力Zを計算し、シグモイド関数の出力値としてクラスを推測する（たとえば、$(2, 4)$のデータは確率0.8でラベル○など）
②損失関数の値を求める（たとえば損失関数の値は0.9など）。推測と正解ラベルの値が完全に一致したときにゼロとなる交差エントロピーを損失関数とする
③重みをある規則で更新して損失関数の値を求める。損失関数の値は0.8、0.7……と小さくなっていく

・多層パーセプトロン

　多層パーセプトロン（MuLtilayer Perceptron：**MLP**）はPPNを直列、並列につないだ構造です。直列につなぐため、入力と出力の中間に層ができます。並列につなぐため、出力層で複数の数字の組（ベクトル）を出力できます。層の数が増えると重みの数も増えるので、MLPはPPNより表現能力があります。

　MLPを画像分類に使うとき、MLPの出力の数は画像を分類したいクラスの数、それぞれの出力は画像のそのクラスらしさを表します。X線画像を健常者、患者A、患者Bの３クラスに分類したいなら、出力の数は３です。１番目の出力は画像が健常者の画像と推測すればするほど、２番目の出力は画像が患者Aの画像と推測すればするほど、３番目の出力は画像が患者Bの画像と推測すればするほど大きな値を持つようにします。健常者、患者A、患者Bの画像のラベルをそれぞれ○、●、□で表します。ある画像から特徴量 (x_1, x_2) を抽出してMLPに入力したとき、MLPの出力が $(1.3, 5.1, 2.2)$ だったとしましょう。例では２番目の値が5.1となっており、1.3や2.2と比べて大きいので、３クラスのうちMLPはその画像を最も患者Aらしいと推測していることを示しています。ところで、これら３つの数字がそれぞれのクラスである確率であれば解釈が容易です。

　指数関数を使ってこれらの出力の組を確率にする変換が**ソフトマックス関数**です。活性化前の出力の組が $(1.3, 5.1, 2.2)$ というベクトルなら、ソフトマックス関数を用いて $(0.02, 0.93, 0.05)$ と変換します。$0.02 + 0.93 + 0.05 = 1.0$ となっており、MLPは入力された画像を確率２％、93％、５％で健常者、患者A、患者Bと推測していることがわかります。MLPではソフトマックス関数を活性化関数として使います。

　MLPの出力の組に対応して、正解も組として表すことができます。たとえば、ラベル健常者は $(1, 0, 0)$、ラベル患者Aは $(0, 1, 0)$、ラベル患者Bは $(0, 0, 1)$ です。これらを**ワンホットベクトル**（one-hot vector）といいます。

　MLPは、まず重みを適当に決めた後、次の手順を繰り返し、損失関数の値が最も小さくなるように学習によって重みを更新します（図3-25）。損失関数は交差エントロピーがよく用いられます。**交差エントロピー**は、MLPの出力の組とワンホットベクトルを用いて計算できます。

①重みと特徴量の値から入力の画像がそれぞれのクラスである確率を推測する
②推測と正解から損失関数の値を求める
③求めた損失関数の値から、出力層の重みから入力層に向かって重みを更新する
　（**誤差逆伝搬**という）

・**畳み込みニューラルネットワーク**
　最後は**畳み込みニューラルネットワーク**（Convolutional Neural Network：**CNN**）

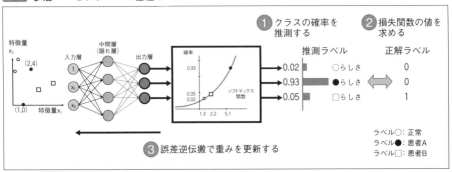

図3-25 多層パーセプトロンの仕組み

です。CNNは第2章の眼科の診断支援で紹介されたアイディーエックス社、ベリーライフサイエンス社、ディープアイビジョン社のシステムや、内視鏡の診断支援で紹介されたAIメディカルサービス社のシステムでも使われている技術です。また、第2章の再生医療等製品の製造過程で紹介された細胞培養における良否判断にも使用可能です。このため、CNNはニューロンの仕組みに似せて分類する方法の王道的な位置付けとなっています。

　CNNは畳み込みとプーリング、MLPを組み合わせて画像を分類します。プーリングは、画像の局所的な最大値のみを残す処理で、画像をざっくりと表すために用います。たとえばX線画像の4つの画素に（7, 8, 1, 1）が入っているなら、最大値8のみを残します。同様に、画像の4つの画素の輝度値が1、2、3、1なら最大値3、輝度値1、2、6、5なら最大値6を、輝度値（3, 3, 3, 4）なら最大値4を残します（図3-26）。

　畳み込みとプーリングを画像に繰り返すことで画像の特徴量を複数抽出できます。これを**エンコード**といいます。抽出した特徴量すべてをMLPとつないで、画像を分類したいクラスの数の出力を得ます。すべての特徴量をすべてのMLPとつなぐことを**全結合**といいます。CNNの重みは畳み込みのフィルタやMLPの重みです。CNNでは畳み込みなどを繰り返すことで層を深くしていくため、深層学習の一例となっています。

　ちなみに、プーリングの逆を**アンプーリング**といい、画像の詳細を表すために使います。先ほどの例では、8という値はもともと入っていた画素に入り、残りの画素には0が入ります。アンプーリングはCNNをセグメンテーションに使うために使われます。

図3-26 プーリングとアンプーリングの例

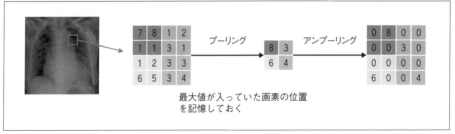

出典：Punn N et al.（2020）「Automated diagnosis of COVID-19 with limited posteroanterior chest X-ray images using fine-tuned deep neural networks」（『ArXiv Preprint, arXiv: 2004.11676』）をもとに作成
URL https://arxiv.org/abs/2004.11676

　CNNでは、まずは重みを適当に決めた後、次の手順を繰り返し、損失関数の値が最も小さくなるように重みを学習します（図3-27）。

①重みを使って画像をエンコードして特徴量を抽出し、その画像がそれぞれのクラスである確率を推測する（たとえばラベル○らしさ0.02など）
②推測と正解から損失関数の値を求める
③求めた損失関数の値を誤差逆伝搬し、それを使って出力層から入力層までの重みを更新する

　CNNは教師データを学習することによって畳み込みフィルタを自動的に設計します。特徴量抽出に用いるソーベルフィルタやラプラシアンフィルタは、数式を使ってフィルタを設計したこと、また、図3-1では特徴量を抽出したのちメインタスクの処理を行うと説明したことを思い出してください。画像の特徴をよく表すフィルタを数式で設計できれば、そのフィルタを効果的に用いることができます。一方、CNNを用いた画像分類は、特徴量抽出と画像分類を同時に行います。画像の特徴をうまく数式で設計できない場面では、自動的にフィルタを設計するCNNが広く用いられるようになっています。
　余談ですが、CNNは生物学と数学の融合によって誕生しました。眼を使ってモノを見る仕組みを研究していた生物学者がいました。彼らは、動物の網膜と脳の間にはニューロンが直列につながっていて、網膜に近いニューロンがシンプルなパターンを検出し、奥にいくほど複雑なパターンを検出していることを発見しました。これを数式で表すことでCNNが誕生しました。最初のCNNの実用例は

図3-27 畳み込みニューラルネットワークの仕組み

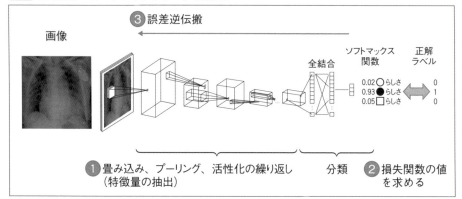

出典：Puan N et al.（2020）「Automated diagnosis of COVID-19 with limited posteroanterior chest X-ray images using fine-tuned deep neural networks」（『ArXiv Preprint, arXiv：2004.11676』）をもとに作成
URL https://arxiv.org/abs/2004.11676

手書き文字認識です。CNNを用いることで手書きの0から9までの数字を高精度に認識できたことが1989年に報告されています。

　CNNが提案されてもすぐに実用化とはなりませんでした。教師データのみにある不必要な特徴まで学習してしまうことで、推測データにうまく適用できない過学習問題や、誤差逆伝搬できない問題があったためです。そんな中、一部の研究者が研究を続けて多くの成果を得ました。重みの初期値を事前に学習しておく事前学習、活性化関数の近似、過学習しにくくするDropoutなどです。これらの成果があってこそ実用化に至り、画像分類といえばCNNという地位を築くことができました。問題山積で注目されなくなっても、研究を続けていくと花開くことがわかります。

○ 代表的なデータを使う方法

　CNNが地位を築くまでの間、代表的なデータを使ってデータを分類する手法が王道でした。この方法には、線形サポートベクトルマシンと非線形なサポートベクトルマシンがあります。それぞれについて見ていきます。

・線形サポートベクトルマシン

　線形サポートベクトルマシン（Linear Support Vector Machine：**LSVM**）は、それぞれのクラスを代表するデータであるサポートベクトルを使って、データを直線

122

の境界で分類します。ここでは、X線画像を健常者と患者に分類する例を使って
その手順を見ていきます（図3-28）。まずは、画像から特徴量（x_1とx_2）を抽出し
て特徴量の空間にプロットします。

①患者ラベル●のデータ集団に最も近い健常者ラベルのデータ○、健常者ラベル
　○のデータ集団に最も近い患者ラベルのデータ●を見付ける。それぞれ健常者
　ラベルのサポートベクトル、患者ラベルのサポートベクトルとなる（図中の丸
　印）
②それぞれのサポートベクトルを通る直線（図中の点線）を引いたときに、その2
　本の直線同士が最も離れるような直線を求める
③手順②の中心線がLSVMの境界線となる

　図中の点線と境界線の間の距離を**マージン**といいます。LSVMはこのマージン
が最大となるように境界線を求めます。

図3-28 線形サポートベクトルマシンの仕組み

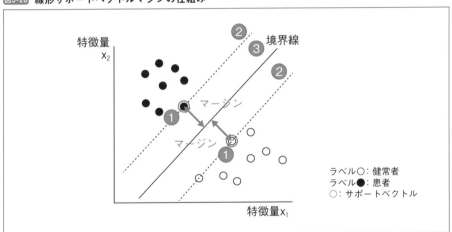

・**非線形なサポートベクトルマシン**
　非線形なサポートベクトルマシン（Support Vector Machine：**SVM**）を使うと、
LSVMより複雑な境界線を引くことができます。SVMは、第2章で紹介した内視
鏡画像中に病変が見付かったときにアラートを出す診断支援AIシステムなどに

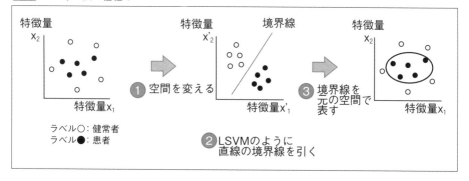

図3-29 カーネル法の仕組み

特徴量
x_2

ラベル○: 健常者
ラベル●: 患者

① 空間を変える

特徴量
x'_2

境界線

② LSVMのように
直線の境界線を引く

特徴量x'_1

③ 境界線を
元の空間で
表す

特徴量
x_2

特徴量x_1

特徴量x_1

使われています。LSVMは境界線が直線なので、複雑な分布では適切な境界線を引けません。そうしたときにSVMを使います。複雑な境界線を引けるのはカーネル法を使うためです。

　カーネル法を使った複雑な境界線の引き方は次の手順です（図3-29）。肺の画像を分類するために2種類の特徴量（x_1とx_2）を抽出しましたが、健常者と患者の画像を直線で分類できないとしましょう。

①ここでは詳しく触れないが、カーネルトリックというトリックを使って、データをプロットする空間を特徴量（x'_1とx'_2）の空間（正確には高次元空間）に変える
②持っていった特徴量の空間（x'_1, x'_2）でLSVMのように直線の境界線を引く
③空間（x'_1, x'_2）の直線を元の空間（x_1, x_2）で表す

　「空間を変える」とは、たとえば線路の上という空間にいる人にとっては電車が動いて見えますが、電車の中という空間にいる人にとっては電車は止まって見えます。このように、空間を変えることで見え方が異なります。カーネルトリックでは、このように空間を変えることで見方を変えて境界線を求めます。

　SVMは誤分類を許すかどうかで2つに分かれます（図3-30）。

　1つ目は、分類の間違いを絶対に許さない**ハードマージンのSVM**です。ハードマージンでは、マージンを最大にすることだけを考えてサポートベクトルを見付けます。どうしても間違ってしまうデータがあれば、ハードマージンはうまくいきません。

　2つ目は、特徴量（x_1, x_2）の値が健常者を示しているのにラベルが患者となっ

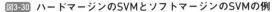

図3-30 ハードマージンのSVMとソフトマージンのSVMの例

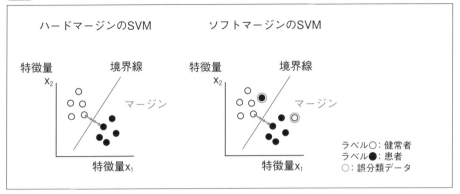

ているデータなど、誤分類しているデータに目をつぶる**ソフトマージンのSVM**
です。誤分類の数をなるべく少なくしながら、マージンが最大になるサポートベ
クトルを見付けます。目をつぶるデータ数の匙加減は問題によります。医療デー
タには多様性があり、教師データを完璧に表現することは難しいので、ソフトマ
ージンのSVMをよく使います。

○ 近視眼的な方法

　実用化されているのは、ここまでで紹介した方法を使っていることが多いで
す。ここでは考え方そのものが興味深いので、参考までに**k近傍法**（k Nearest
Neighbor：**kNN**）を見てみます。

　kNNは**怠惰学習**という考えを使って分類します。怠惰学習は、抽出した特徴
量の空間で、新しい画像の近くだけを見る近視眼的な学習方法です。X線画像を
健常者（ラベル○）と患者（ラベル●）に分類する例で手順を見ます（図3-31）。

①教師データと新しい画像（ラベル□）から特徴量を抽出する
②新しい画像の特徴量に近い教師データをk個選ぶ（図では□を中心とした円に含
　まれる3個を選んでいる）
③k個のデータのラベルを多数決して、新しい画像のクラスラベルを決める

　たとえば肺の画像分類で、手順①の新しい画像から抽出した特徴量の値が近い
教師データのラベルは●なので、新しい画像はラベル●と推測します。

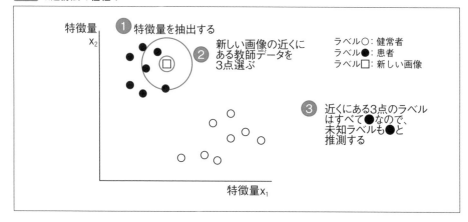

図3-31 k近傍法の仕組み

特徴量 x_2

① 特徴量を抽出する

② 新しい画像の近くにある教師データを3点選ぶ

ラベル○：健常者
ラベル●：患者
ラベル□：新しい画像

③ 近くにある3点のラベルはすべて●なので、未知ラベルも●と推測する

特徴量 x_1

○ 2クラス分類を使って多クラス分類する方法

ここまで、教師あり学習を4種類のグループに分け、画像を分類する技術を見てきました。もうお気付きかもしれませんが、2クラスを分類する技術と多クラス（3クラス以上）を分類する技術がありました。図3-19では2クラス分類は点線で囲み、多クラス分類は実線で囲んでいます。

では、2クラス分類の技術を使って、X線画像を健常者、患者A、患者Bの3クラスに分類することは可能でしょうか。2クラス分類器を複数回使うことで可能です。そうするためにはまず、3クラスのどれかのラベルが付いているX線画像をたくさん集めて教師データとします。そして、その教師データに対して2クラス分類器を使っていきます。使い方には、**one-versus-the-rest** と **one-versus-one** があります（図3-32）。

one-versus-the-restは、分類したいクラスとそれ以外のクラスに教師データを2分して、2クラスの分類を学習します。X線画像の3クラス分類では、次のような手順になります。

①教師データを健常者と患者A＆患者Bに分けて1番目の分類器を学習する
②同じ教師データを患者Aと健常者＆患者Bに分けて2番目の分類器を学習する
③同じ教師データを患者Bと健常者＆患者Aに分けて3番目の分類器を学習する
④これら3個の学習済み分類器を使って、実際のデータを分類する

図3-32 one-versus-the-restとone-versus-one

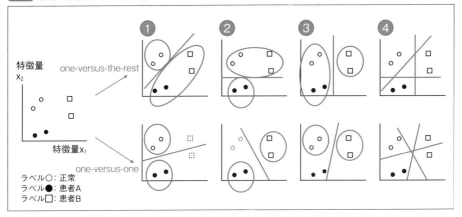

これに対し、one-versus-one は、教師データからクラスを2つ選んで、選んだクラスのデータを学習します。先ほどの例では、次のような手順になります。

①教師データから健常者と患者Aを取り出して1番目の分類器を学習する
②同じ教師データから患者Aと患者Bを取り出して2番目の分類器を学習する
③同じ教師データから健常者と患者Bを取り出して3番目の分類器を学習する
④これら3個の学習済み分類器を使って、実際のデータを分類する

one-versus-the-rest と one-versus-one のどちらがよいかは、各クラスの画像データ数や画像そのものなどの課題により異なるため、両方試して判断します。第2章で紹介したカシオ社の皮膚がん診断支援事業に関連して、同社は2017年に皮膚疾患である黒色腫、母斑、脂漏性角化症の自動判別コンテストに参加し優勝していますが、そのシステムではone-versus-the-restが採用されています。

機械学習や最適化を用いた
セグメンテーションの方法

○ セグメンテーションの方法は2つに分けられる

　細胞や臓器など医療画像でセグメンテーションしたい対象は多種多様なため、さまざまな方法が提案されていますが、大きく、**境界線を描く技術**と**領域に分ける技術**に分類できます（表3-5）。境界線を描くには、境界線のすべての画素ではなく、ところどころに目印となるようなラベルを与え、残りを内挿します。内挿には最短経路を探索する**ダイクストラ法**などが使われます。

　領域に分ける技術は、ラベルの与え方が画像全体、画像の一部、輪ゴムの形のような閉曲線、あるいはラベルなしの4種類に分かれます。それぞれに使われる技術は、表3-5の通りです。なお、全畳み込みニューラルネットワーク（FCN）はラベルを作る手間こそ増えますが、精度が良いことが知られています。

表3-5 本節で紹介するセグメンテーション技術の一覧

目的	ラベル	技術	特徴
境界線を描く	画像の一部	ダイクストラ法	最短経路法を使って境界線の目印を内挿する
領域に分ける	画像	全畳み込みニューラルネットワーク（FCN）	画像のすべての画素に対してラベルを与え、機械学習を用いてルールを学習する
	画像の一部	・分水嶺法（WS） ・グラフカット法（GC） ・画素単位分類	画像の一部にラベルを与え、機械学習もしくは最適化を使って残りの画素のラベルを推測する
	閉曲線	・動的輪郭法（AC） ・レベルセット法（LS）	閉曲線の形を初期位置として微分方程式を使って最適な形状を推測する
	なし	SLIC	教師なし分類で画素同士をグループ化し、グループごとにラベルを付ける

○ 画像処理で使われる距離

　ところで、日常生活において「距離」というと、さまざまな距離が思い浮かぶでしょう。「家から駅までの距離」は「家と駅を通る線分の距離（直線距離）」か

もしれませんし、「家から駅まで実際に歩く距離（法面距離_{のりめん}）」かもしれません。このとき、たとえば家から駅までの間に山や谷があったり川に橋がかかっていたりすると、直線距離と法面距離は同じになりません。画像処理においても、「距離」は状況に応じて定義されます。

　本節では3種類の距離を扱います（図3-33）。1つ目の**ユークリッド距離**は画素間の直線距離です。2つ目の**コサイン距離**は原点から2つの画素の向きの近さです。3つ目の**輝度値の距離**は、2つの画素の輝度値の差の絶対値です。たとえば、サイズ4×4の画像に画素A、B、Cがあり、輝度が255、10、20とします。画素Aの座標(2, 4)、画素Bの座標（3, 3）なので、各距離は次のようになります。

・ユークリッド距離：$\sqrt{(2-3)^2+(4-3)^2}=\sqrt{2}$

・コサイン距離：$1-\dfrac{2\times3+4\times3}{\sqrt{2^2+4^2}\sqrt{3^2+3^2}}=0.05$

・輝度値の距離：$255-20=235$

　同様に、画素Aと画素C、画素Bと画素Cの距離も計算できます。画素Aと画素Bの距離は、ユークリッド距離や輝度値の距離で見ると、画素Aと画素Cの距離や画素Bと画素Cの距離より遠いですが、輝度値の距離で見ると画素Aと画素Cの距離より近いことがわかります。さまざまな距離の定義は、画像セグメンテ

図3-33 **画像処理で使われる距離**

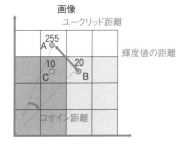

	ユークリッド距離	コサイン距離	輝度値の距離
AとB	$\sqrt{2}$	0.05	235
AとC	1	0.01	245
BとC	1	0.02	10

ーションのほか、画像再構成や類似画像検索、自然言語処理での単語の類似度でも登場します。

ちなみに、空間（平面）に修飾語句が付くことがあります。代表的なのは、分類で登場した特徴量の空間（平面）です。画素の間の距離と同様、特徴量の空間でも距離を定義できます。輝度を特徴量とすると、輝度値の距離という考え方がしっくりくると思います。特徴量の空間という考え方は、類似画像検索でも登場します。

○ 境界線を楽に描く方法

それでは、セグメンテーションの方法について詳しく見ていきます。まずは、境界線を描く技術です。

境界線を描くのには、**ダイクストラ法**（Dijkstra）が使われます。これは、ある地点から別の地点までの最短経路を求める方法です。画像を縦と横に道が走る碁盤目状の道と仮定し、ダイクストラ法を使って、画像上の2点を結ぶ最短経路を求めることで、画像の領域を分ける境界線を描けます。

説明のためにグラフを使うことがよくあるため、ダイクストラ法をグラフの考え方で見てみます。このとき、各画素を**ノード**、隣同士の画素をつなぐ道を**エッジ**、ノードとエッジを組み合わせたつながりを**グラフ**、その道の距離を**コスト**といいます。距離は、隣同士の画素をつなぐから1ではなく、状況に応じて定義します。

たとえば、眼窩を撮影したCT画像に、空気と組織の境界に沿った曲線を次の手順で描くことができます（図3-34）。

①画像に応じて特徴量を決め、特徴量の空間での距離などを使ってコストを定義する（図3-34ではエッジの近くにある数字でコストを表している）
②画像をユーザーが見て、空気と組織の境界にある画素を2点選び、始点と終点とする
③始点と終点を結ぶ最短経路をダイクストラ法で求める

参考までに、ダイクストラ法による最短経路の求め方も示します（図3-35）。

①開始ノードAと終了ノードZを設定する（ノードAは最短経路のノード）

図3-34 ダイクストラ法を用いて境界に沿った曲線を描いた例

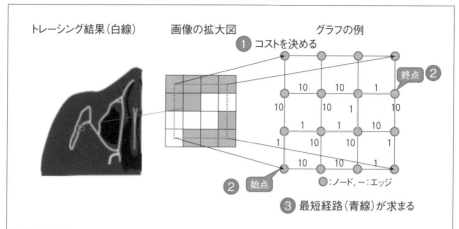

②ノードAの隣接ノードをリストアップする。ノードBとノードCがリストアッ
　プされる

③リストのそれぞれのノードから最短経路のノードまでの距離を比較し、最短の
　ノードを選択する。ノードBがノードAの隣接ノードとして選択される。確定
　したノードを図中太線でつないでいる

④太線ノードに隣接するノードをリストアップする。ノードC、ノードD、ノー
　ドFがリストアップされる。そのうちノードAから最短はノードCなので、ノ

図3-35 ダイクストラ法による最短経路の求め方の例

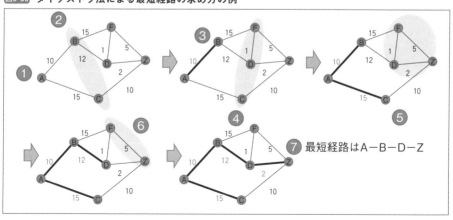

ードＣを隣接ノードとして確定する

⑤太線ノードに隣接するノードをリストアップする。ノードＤ、ノードＦ、ノードＺがリストアップされる。そのうちノードＡから最短はノードＤなので、ノードＤが隣接ノードとして確定される

⑥太線ノードに隣接するノードをリストアップする。ノードＦ、ノードＺがリストアップされる

⑦リストのそれぞれのノードから最短経路のノードまでの距離を比較し、最短のノードを選択する。ノードＺが選択され、ノードＡからノードＺまでの最短経路は、Ａ－Ｂ－Ｄ－Ｚとなる

○ 画 像 を 領 域 に 分 け る 方 法

　画像を領域に分けるには、画像に付けたラベルを利用します。画像もしくは画像の一部にラベルを付けることを**アノテーション**といいます。たとえば、ペイントソフトで背景を黒く塗りつぶし、物体の絵を描きます（図3-36）。

図3-36　アノテーションの例

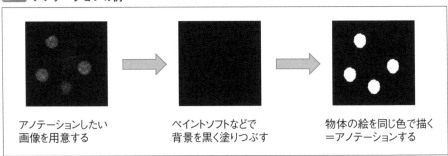

| アノテーションしたい画像を用意する | ペイントソフトなどで背景を黒く塗りつぶす | 物体の絵を同じ色で描く＝アノテーションする |

出典：Tokuoka Y et al.（2020）「3D convolutional neural networks-based segmentation to acquire quantitative criteria of the nucleus during mouse embryogenesis」（『npj Systems Biology and Applications』第6巻32号）をもとに作成

URL https://www.nature.com/articles/s41540-020-00152-8

　領域に分ける方法は、前述のように、ラベルの与え方が画像全体、画像の一部、輪ゴムの形のような閉曲線、ラベルなしの4種類に分かれます。それぞれについて見ていきましょう。

○ 画 像 全 体 の ラ ベ ル を 使 う 方 法

　画像全体のラベルを使って物体の形状を学習する方法に、**全畳み込みニューラ**

図3-37 全畳み込みニューラルネットワークの仕組み

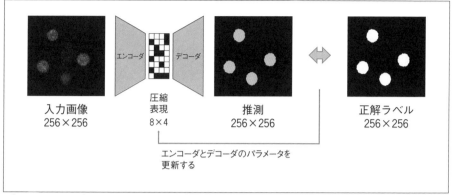

出典：Tokuoka Y et al.（2020）「3D convolutional neural networks-based segmentation to acquire quantitative criteria of the nucleus during mouse embryogenesis」（『npj Systems Biology and Applications』第6巻32号）をもとに作成
URL　https://www.nature.com/articles/s41540-020-00152-8

ルネットワーク（Fully Convolutional Neural network：FCN）があります。

　前節で解説したCNNを用いた画像分類は畳み込みとプーリングの繰り返しによって画像をエンコードした後、MLPを用いることで画像をクラスに分類しました。FCNはCNN同様に、畳み込みとプーリングを繰り返すことで画像をエンコードして画像を特徴量に圧縮します。しかし、FCNはCNNと異なり、圧縮された特徴量は、畳み込みとアンプーリングを繰り返して画像をデコードします。たとえば、サイズ256×256の細胞の画像をエンコードしてサイズ8×4になった圧縮表現を、デコーダを使って256×256まで解凍することで細胞をセグメンテーションします（図3-37）。FCNでは畳み込みなどの層を何層も用いることで精度を向上させることができます。このため、深層学習でよく使われる手法のひとつとなっています。

　FCNは交差エントロピーを損失関数とし、それが最も小さくなるように誤差逆伝搬で重みを学習します。細胞の画像と正解ラベルの組が教師データです。FCNの精度が高いことから、医療画像のセグメンテーション技術として近年最も注目されています。

　FCNは、特徴量をエンジニアが設計して行う方法と比べて汎用性があります。細胞画像のセグメンテーションで高速かつ高精度なFCNは、MRIやCTの医療画像のセグメンテーションでも高速かつ高精度である事例が報告されています。このように、FCNは教師データが用意できれば使い回すことができます。第2章で

紹介したウルトロミクス社の左心室の体積同定には、FCNが使われています。

FCNのようにエンコーダとデコーダを使ったニューラルネットワークを**エンコーダ・デコーダアーキテクチャ**といいます。これは第4章で解説する対話技術でも使われています。

ところで、CNNやFCNなど深層学習を使うときは次の3点に注意する必要があります。

1つ目は、**学習のアーキテクチャを最適に設計すること**です。アーキテクチャを設計するとは、入力から出力までの処理の流れを決めることです。処理には畳み込みやプーリングなどがあります。画像を入力して畳み込みを2回繰り返してプーリングするのがよいか、画像を入力して畳み込みを1回のみ行ってプーリングするかなどを検討します。アーキテクチャという言葉は、新しい建物の設計になぞらえています。畳み込みなどに学習可能なパラメータが含まれますが、このとき学習可能なパラメータには値は入っていません。

2つ目は、**深層学習のモデルを最適に学習すること**です。損失関数の値を最小にし、学習可能なパラメータに最適な数字を入れます。重みの更新には、損失関数の勾配の平均と分散の値を使って更新していく**Adam**がよく使われます。最適な数字が入ったモデルを**学習済みモデル**といいます。

3つ目は、**ハイパーパラメータを最適に設定すること**です。ハイパーパラメータはモデルを学習する前にあらかじめ設定するべき変数です。ハイパーパラメータの代表例は重みを更新する大きさを決める**学習率**です。学習率が1桁違うだけで学習がまったくできないことがあります。自動で最適なハイパーパラメータの値を計算してくれるハイパーパラメータ最適化ツールを使うのもよいでしょう。

○ 画像の一部のラベルを使う方法

続いて、いくつかの画素にラベルを与えてセグメンテーションする方法です。これには、前述のように分水嶺法、グラフカット、画素単位分類があります。それぞれについて見ていきます。

・分水嶺法

分水嶺法（Watershed：WS）は画像を地形図と見立てます。分水嶺は地理用語です。雨や雪が降ると、水は川を流れて海に出ていきますが、山や谷や嶺などの地形に従って流れていきます。流路を共有する川全体を水系といい、水系の境界

を分水嶺といいます。

　WSは、画像の中の輝度値が大きい画素を山、輝度値の小さい画素を谷などと見立てることで分水嶺を見付け、分水嶺で囲まれた領域に画像を分割します。ここでは、手のX線画像から骨を抽出する例を使って、その手順を見てみます（図3-38）。

①画像の境界らしいところから最も離れた画素にラベルを付ける（図3-38では図中に×印を付けている）
②ラベルから画像全体がビチャビチャになるまで3色の色水を流す
③分水嶺が見付かる

　なお、WSは内部の明るさが比較的同じで境界がはっきりした領域のセグメンテーションに効果的です。

　WSにはさまざまな種類があります。Python言語のパッケージであるscikit-imageのWSはシードの位置をユーザーが指定します。他にもグラフベースのWSや深層学習を使ったWSもあります。

・グラフカット法
　グラフカット法（Graph Cut：GC）は、画像をグラフと見て、コストの総和が最小になるエッジをカットします。これは、ピザカッターをイメージするとわかり

図3-38 分水嶺法の仕組み

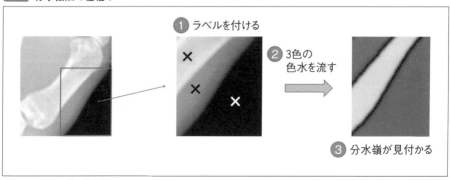

出典：Aganj I et al.（2018）「Unsupervised Medical Image Segmentation Based on the Local Center of Mass」（『Scientific Reports』第8巻）をもとに作成
URL　https://www.nature.com/articles/s41598-018-31333-5/

やすいです。ピザカッターで自分が食べる分のピザを切るとき、完全に切れるところと、チーズなどのせいでうまくカットできないところがあります。このときには、確実に切れる部分をつかんで持ち上げることで、自分の分を切り離します。GCも同じように、ラベルが与えられた画素を持ち上げて、その画素によくつながって持ち上がってくる画素に同じラベルを付けます。

ここでは、心臓のMRI画像から左心室をセグメンテーションする例を用いて、その手順を見てみます（図3-39）。

① すべての画素をノードとし、画像の一部のうち明らかに左心室である画素と背景である画素をユーザーが見付け、前景ノードFと背景ノードBとしてラベルを付ける
② 輝度値などの特徴量を使ってコスト関数を定義し、画素から特徴量を抽出してエッジのコストを計算する。図ではコストが大きいほど線を太くしている
③ 前景ノードとすべての画素のコストを計算する。同様に、背景ノードとすべての画素のコストを計算する
④ 前景ノードと背景ノードの組み合わせをいろいろ変えてコストの総和を計算し、前景ノードと背景ノードを含むグラフのコストの総和が最小になるようにエッジをカットする

コスト関数を定義するための特徴量は画像によって違いますが、畳み込みフィルタや画像統計量などを使うことが多くあります。

・画素単位分類
　画素単位分類は、機械学習の分類技術を使って各画素にラベルを付けます。ここでは、培養中の細胞画像から細胞を抽出する例を用いて、その手順を見てみます（図3-40）。

① 画像の一部の細胞ラベルと背景ラベルを付け、それらの画素とラベルの組を教師データとする
② 教師データを用いてCNNやRFなどの分類器を学習する
③ 学習済みの分類器を用いて残りの画素のラベルを推測する

図3-39 グラフカットの仕組み

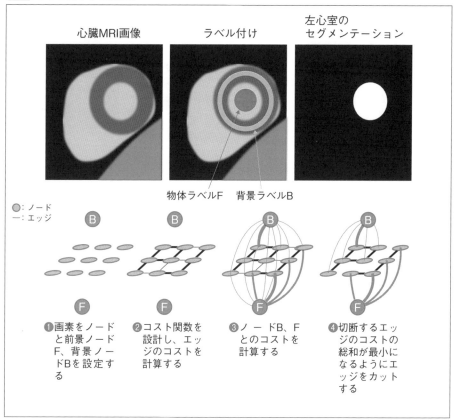

心臓MRI画像　　　ラベル付け　　　左心室の
　　　　　　　　　　　　　　　　　　セグメンテーション

物体ラベルF　　背景ラベルB

●: ノード
ー: エッジ

❶画素をノード
と前景ノード
F、背景ノード
Bを設定す
る

❷コスト関数を
設計し、エッ
ジのコストを
計算する

❸ノードB、F
とのコストを
計算する

❹切断するエッ
ジのコストの
総和が最小に
なるようにエ
ッジをカット
する

　画素単位分類は画素単位で教師データを作るため教師データの数が稼げます
が、似たデータが多く、教師データとして冗長になる可能性があります。また、
画素単位で学習と推測していくため、分類器によっては、セグメンテーションを
終えるまで解析時間がかかるといったデメリットがあります。

○ 閉 曲 線 を 与 え る 方 法

　次に、閉曲線を与えることで画像を領域に分ける方法について解説します。こ
れには、前述のように、動的輪郭法とレベルセット法の2つがあります。それぞ
れについて見ていきます。

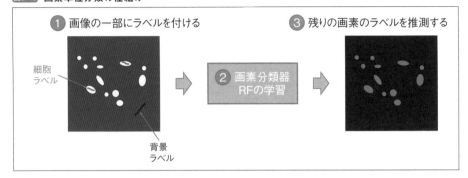

図3-40 画素単位分類の仕組み

① 画像の一部にラベルを付ける　　　③ 残りの画素のラベルを推測する

細胞
ラベル

② 画素分類器
RFの学習

背景
ラベル

・動的輪郭法

　動的輪郭法（Active Contour：**AC**）は、初めに物体より明らかに大きい閉曲線を与え、その形を最終的には物体にぴったりとくっつくように変化させていく方法です。ここでは、膝関節のCT画像から関節の形をセグメンテーションする例として、代表的な動的輪郭法のひとつであるスネイクス（Snakes）の手順を見てみます（図3-41）。

①膝関節を閉曲線で囲む（図中の点線）
②関節と手順①の閉曲線がずれるほど値が大きくなるようなエネルギー関数を定義する。定義したエネルギー関数は、閉曲線の周長や曲率を変数として、手順①の閉曲線の形状がセグメンテーションすべき関節に近付くほど値が小さくなるように定義する
③エネルギー関数を偏微分し、関数の値が最小になるまで輪ゴムのように手順①の閉曲線を動す（図中の青線）

　スネイクスは、周長や曲率などを使うため、局所的なノイズの影響をあまり受けないという利点がありますが、物体が分裂・合体するなど大きな変化を表現できません。そのため、大きく物体の形が変化している物体をセグメンテーションするのには適していません。そこで提案されたのがレベルセット法です。

・レベルセット法

　レベルセット法（Level Set：**LS**）は、物体を囲んだ閉曲線を組み込んだ曲面を

図3-41 スネイクスの仕組み

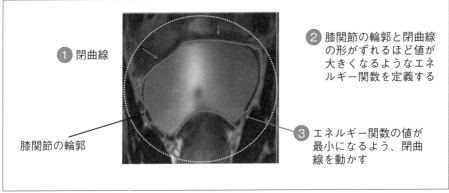

① 閉曲線

② 膝関節の輪郭と閉曲線
の形がずれるほど値が
大きくなるようなエネ
ルギー関数を定義する

膝関節の輪郭

③ エネルギー関数の値が
最小になるよう、閉曲
線を動かす

出典：Cheng K, Xiao T & Chen Q.（2020）「Image segmentation using active contours with modified convolutional virtual electric field external force with an edge-stopping function」（『PLoS One』第15巻3号）をもとに作成
URL　https://doi.org/10.1371/journal.pone.0230581

動かして物体をセグメンテーションします。物体に組み込んだ曲面を補助関数と
いいます。ここでは、心臓CT画像から、青く囲まれた特定の構造をセグメンテー
ションする例を用いて手順を見てみます（図3-42）。

①ペットボトルのような形をした補助関数を用意し、物体と補助関数がずれるほ
　ど値が大きくなるようなエネルギー関数を定義する
②補助関数をぐにゃぐにゃ、または上下に動かしながら、補助関数の形と画像か
　らエネルギー関数の値を計算する
③エネルギー関数を偏微分し、関数の値が最小になるときの閉曲線の形を求める

　LSは補助関数を用いてセグメンテーションしたい物体の形を表すため、細胞
の分裂や血管のように分岐のある三次元の物体をセグメンテーションするのが得
意です。

○ ラベルなしの方法

　精度は落ちることが多いものの、ラベルなしでセグメンテーションする方法が
あります。たとえば、細胞を光学顕微鏡で蛍光観察した画像から細胞など明るい
物体や暗い物体をセグメンテーションするためには、輝度の値を決めて、その輝
度値との大小でセグメンテーションができます。

図3-42 レベルセットの仕組み

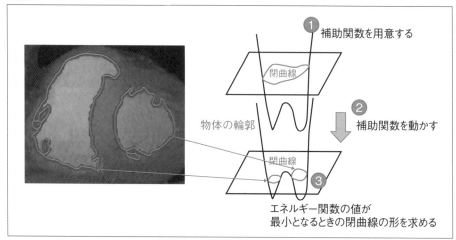

① 補助関数を用意する

閉曲線

物体の輪郭

② 補助関数を動かす

閉曲線

③ エネルギー関数の値が
最小となるときの閉曲線の形を求める

出典：Song Y and Peng G（2019）「A fast two-stage active contour model for intensity inhomogeneous image segmentation」（『PLoS One』
第14巻4号）をもとに作成
URL https://doi.org/10.1371/journal.pone.0214851

　また、色が似た物体は**スーパーピクセル**（superpixel）を使ってセグメンテーションができることがあります。スーパーピクセルとは、近くにあって色が似た画素をまとめた最小単位です。

　肺がんが写ったCT画像のスーパーピクセルは、白線で囲まれたひとつひとつの領域です。スーパーピクセルの作り方にはいくつかの種類がありますが、医療画像では SLIC がよく使われます。

　SLICは、次の手順を変化がなくなるまで繰り返すことによってスーパーピクセルを作ります（図3-43）。まず、スーパーピクセルの数を決め、画像を等間隔に分割し、それぞれの領域に異なるラベルを与えます。たとえば、CT画像の拡大図に1から6のラベルを与えています。

①各ラベルの中心Cの位置を計算する（中心Cは画像中では青丸で示している）
②すべての画素xに対して手順①の中心Cとの間の距離を計算し、画素xのラベルを最も近いラベルに更新する（画素xと中心Cとの距離は、ユークリッド距離と輝度値の距離の合計として定義している）

　スーパーピクセルを作ることは椅子取りゲームに似ています。椅子取りゲーム

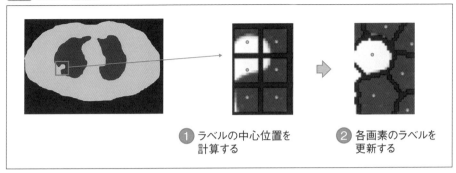

図3-43 SLICの仕組み

①ラベルの中心位置を計算する　②各画素のラベルを更新する

では椅子の数は人の数より少ないので、同じ椅子に座ってしまいます。同じように、スーパーピクセルの数は画素の数より少ないので、同じ画素に同じスーパーピクセルのラベルを付けることになります。

　画像をスーパーピクセルに分割し、その後、よく似たスーパーピクセルをくっつける処理を付け加えることで、複雑な形の物体をセグメンテーションできます。

○目的に応じた適切なセグメンテーションの技術がある

　画像や目的によって適切なセグメンテーションの技術があります。たとえば、電子顕微鏡で撮影した脳組織の画像から複雑な形の細胞を抽出したいとします。この作業は大変手間がかかります。けれども、次の手順を踏むことで、手間を減らしつつ細胞をアノテーションできます（図3-44）。

①画像を数枚選択して細胞膜をアノテーションし、教師データとする
②この教師データでFCNを学習する
③学習済みモデルを新しい画像に適用し、細胞膜を抽出する
④教師データの数が少ないと専門家が判断すると塗り忘れや塗り過ぎがあるため、これらを専門家が校正して細胞膜のアノテーションが完成する
⑤細胞膜で囲まれた領域として細胞を抽出する

　この例では、「境界線を楽に描く方法」としてFCNを使いました。
　医療画像の物体の形は多様なので、上記手順③の結果を専門家が校正して完璧な結果を得る考え方が浸透しています。このことを**ヒューマン・イン・ザ・ルー**

図3-44 細胞アノテーションの例

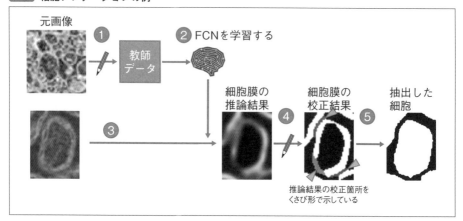

元画像

① 教師データ

② FCNを学習する

③

細胞膜の推論結果

④

細胞膜の校正結果

⑤

抽出した細胞

推論結果の校正箇所をくさび形で示している

Konishi K et al.（2019）「Practical method of cell segmentation in electron microscope image stack using deep convolutional neural network」（『Microscopy』第68巻4号）をもとに作成

URL https://doi.org/10.1093/jmicro/dfz016

　プ（Human-In-The-Loop：HITL）といいます。ユーザーを意識して、ソフトウェアを開発しなければならないのはいうまでもありません。

画質を良くするための
画像再構成

○ 画像再構成で理想的な画像を作る

　画像再構成（image reconstruction）もしくは**画像復元**（image restoration）は、デノイズ、デコンボリューション、画像超解像をすることで元画像から理想的な画像を推定する処理です。

　たとえば、MRIは撮影時間が長いため被検者に大きな負担をかけてしまいます。単純に撮影時間を短くしただけでは、被検者への負担は減るもののノイズが多く、正しい診断が難しくなります。何度も画像を撮って平均すればノイズは少なくなりますが、実際にはそんなわけにはいきません。そうした場面において画像をノイズを減らすようにして再構成することで理想的な画像を作ることができます。画像からノイズを減らすことを**デノイズ**といいます。

　デコンボリューションは、画像に見えるボケブレを減らします。たとえば、試料を光学顕微鏡で観察するとき、試料から出た光はレンズを通って画像となりますが、レンズを通ることで、広がりのない点光源が広がって記録されてしまいます。このとき、デコンボリューションを行うと、ボケブレが減った画像を作ることができます（図3-45）。

　画像超解像は、画像処理によって画像の解像度を高くします。解像度の低い画像では詳細がよくわからない構造をくっきり見せることができます。

○ デノイズの平均化処理に使われる技術

　デノイズの平均化にはフィルタリングもしくは回帰が使われます（表3-6）。

　フィルタリングは画像にフィルタをかけることでデノイズします。教師データは使いません。フィルタリングの例として、ガウシアンフィルタ（GF）、バイラテラルフィルタ（BLF）、非局所平均フィルタ（NLM）があります。

　回帰には、Noise2Noiseや逆問題を解く方法があります。Noise2Noiseは、教師データがなくても工夫することで回帰モデルを作る方法です。

図3-45 デコンボリューションの例

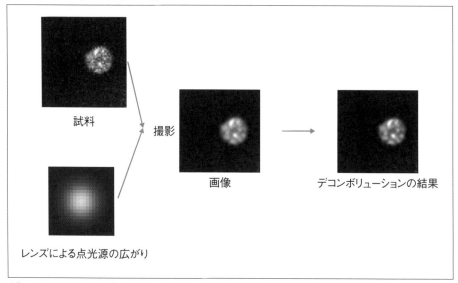

試料

撮影

画像

デコンボリューションの結果

レンズによる点光源の広がり

出典：Tokuoka Y et al.（2020）「Development of Convolutional Neural Network Based Instance Segmentation Algorithm to Acquire Quantitative Criteria of Mouse Development」（『npj Systems Biology and Applications』第6巻32号）をもとに作成

URL https://www.nature.com/articles/s41540-020-00152-8

　元画像が作られる手順を定式化した後でそれを逆に解くことを**逆問題を解く**といいます。逆問題を解く方法にはトータルバリエーション（TV・後述）や辞書学習（後述）などがあります。

　デコンボリューションや画像超解像はTVや辞書学習を使って行うことができます。深層学習を使うこともできますが、本書の範囲外とします。

　それぞれについて詳しく見ていきます。

表3-6 本節で紹介する画像再構成技術

目　的	技　術	例	教師データ
デノイズ	フィルタリング	GF、BLF、NLM	なし
	回帰	TV、辞書学習、Noise2Noise	あり／なし
デコンボリューション、画像超解像	回帰	TV、辞書学習	あり／なし

図3-46 ガウシアンフィルタの例

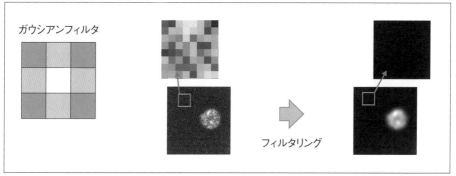

出典：Tokuoka Y et al.（2020）「Development of Convolutional Neural Network Based Instance Segmentation Algorithm to Acquire Quantitative Criteria of Mouse Development」（『npj Systems Biology and Applications』第6巻32号）をもとに作成
URL　https://www.nature.com/articles/s41540-020-00152-8

○ フィルタリングを使ったデノイズ

　フィルタリングを使ったデノイズは、ある考え方でフィルタを設計し、そのフィルタを使って元画像を平均化する方法です。古くからデノイズに使われているフィルタに**ガウシアンフィルタ**（GF）があります。

　GFはフィルタの重みが正規分布となっているフィルタで、中心ほど明るく外側ほど暗くなっています。GFを使ったデノイズでは、ユークリッド距離に応じた重みで元画像の輝度を平均します。

　図3-46は、細胞の画像をGFでデノイズした例です。画像にノイズが加わると、その輝度値は周辺に比べて極端な値になります。GFをかけると極端な値が減りデノイズできます。しかし、細胞など物体の構造までぼかしてしまうことがあります。

　構造のぼかしを減らすために**バイラテラルフィルタ**（BiLateral Filter：**BLF**）と**非局所平均フィルタ**（Non-Local Means：**NLM**）があります。

　BLFは元画像の二面性（バイラテラル）を考慮したフィルタです。BLFの二面性のうちひとつは画素同士のユークリッド距離、もうひとつは輝度値の距離です。BLFを使ったデノイズでは、ユークリッド距離と輝度値の距離に応じた重みを付けて元画像の輝度を平均します。デノイズしたい画素に近くて似た明るさを持つ画素に大きな重みを持たせます。

　図3-47は、脳のMRI画像をBLFでデノイズした例です。構造はあまりボケて

図3-47 バイラテラルフィルタの例

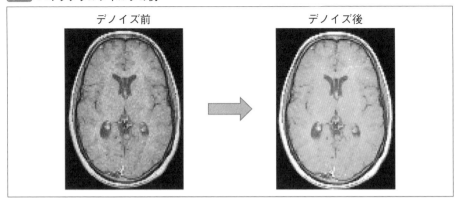

デノイズ前　　　　　　　　デノイズ後

出典：Baselice F, Ferraioli G & Pascazio V,（2017）「A 3D MRI denoising algorithm based on Bayesian theory」（『BioMed Engineering OnLine』第16巻）をもとに作成
URL　https://doi.org/10.1186/s12938-017-0319-x

図3-48 非局所平均フィルタ

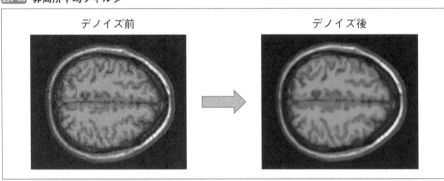

デノイズ前　　　　　　　　デノイズ後

Chang L, ChaoBang G & Xi Y（2015）「A MRI Denoising Method Based on 3D Nonlocal Means and Multidimensional PCA」（『Computational and Mathematical Methods in Medicine』）をもとに作成
URL　https://doi.org/10.1155/2015/232389

いませんがノイズが減っていることがわかります。

　NLMは元画像のあらゆる場所からパッチと呼ばれる図3-48の青い四角程度の小さな領域単位で重みを求め、パッチに重みを付けて平均化することによってデノイズします。

　NLMは非局所平均という名前の通り、デノイズしたいパッチにユークリッド距離で近くなくても輝度値の距離で近いパッチに大きな重みを持たせます。構造を保ったままノイズが減っていることがわかります。

○ 回帰による方法

　デノイズは**回帰**としても扱えます。この「回帰デノイズ」には教師データありの方法となしの方法があります。

　教師データがありの方法では、元画像に加えて、長い時間をかけてノイズが無視できる画像を用意します。それぞれ、**入力画像**と**ターゲット画像**といい、この組が教師データです。そして、入力画像がターゲット画像に変換できるように回帰モデルを学習します。

　教師データがなしの方法では、長時間の撮影が必要ありません。ここでは、脳MRI画像をデノイズする例を用いて教師データがなしの方法（Noise2Noise）の手順を見てみます（図3-49）。

①分布をそろえたノイズを2回ランダムに発生させる
②元画像に1回目のノイズを加えた画像1と、同じ元画像に2回目のノイズを加えた画像2を作る
③画像1を入力画像、画像2をターゲット画像とし、これらが対応するように回帰モデルを学習する

図3-49 **回帰によるデノイズの仕組み**

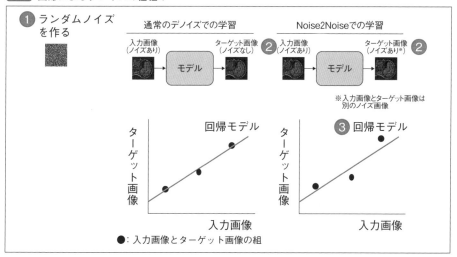

手順①のノイズの分布は1回目と2回目でまったく同じにはなりません。そのため、輝度の期待値が同程度であれば、教師あり学習のデノイズと教師なし学習のデノイズは同じ効果を出すと考えられます。

○ 逆問題を解く

　回帰を**逆問題として解く**ことができます。すなわち、実際に元画像が作られる手順を定式化し、それを逆方向に解きます。元画像bは理想的な画像xにノイズnが加わっているので、「b＝x＋n」のように定式化できます。この式からxを推定します。

　理想的な画像に、ノイズとボケブレAが組み合わさっていると、ボケブレは理想的な画像に畳み込み処理を行うと表現できるため、元画像bと再構成画像xの関係は「b＝Ax+n」となります。

　しかし、画像再構成は「非適切な」問題のため、実際はうまくいかないことが多くあります。非適切な問題とは答えが1つ以上存在してしまう問題です。たとえば、(1, 1)、(2, 4)、(3, 9) という組み合わせを持つ関数を求める問題f(x)は、次のように2つあり、非適切な問題となっています。

$$f(x) = x^2$$
$$f(x) = x^3 - 5x^2 + 11x - 6$$

　元画像に輝度値ゼロの画素が多ければ、画像再構成の結果も輝度値ゼロの画素が多いことが期待されます。しかし、多くの場合、期待は裏切られます。

　そこで、期待を背負わせる「制約」を付けて画像を再構成します。この制約のことを**正則化項**といいます。

　制約の代表例に**トータルバリエーション**（Total Variation：**TV**）があります。これは、隣り合った画素の輝度をなるべくそろえて再構成しなければならないという制約です。たとえば、軟X線という通常よりも弱いX線を使ったCTで撮影された細胞の画像をTVでデノイズします（図3-50）。画像中の横線部分の輝度分布は、デノイズ前ではノイズがある階段状ですが、デノイズすることでノイズが低減されている様子がわかります。若干、輝度の立ち上がりが緩やかにもなっています。TVでは、このように若干画像がのっぺりすることがあります。

図3-50 **TVによる画像再構成の仕組み**

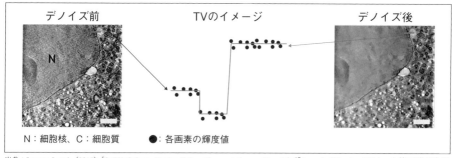

N：細胞核、C：細胞質　　　●：各画素の輝度値

出典：Luengo I et al.（2017）「SuRVoS: Super-Region Volume Segmentation workbench」（『Journal of Structural Biology』第198巻1号）を
　　　もとに作成

URL　https://doi.org/10.1016/j.jsb.2017.02.007

○ 辞 書 学 習 に よ る 方 法

　一般的な意味での辞書とは単語を網羅する本です。任意の日本語の文章は辞書
に記載されている単語を組み合わせて書かれています。辞書学習による画像再構
成も同じように、任意の画像をあるパターンの組み合わせで表現できると仮定し
て画像を再構成します。このパターンの集合を**辞書**といいます。

　辞書による画像の表現は、既存の代表的な辞書を使う場面と、学習によって辞
書を作る場面があります。

　既存の代表的な辞書の例として、**二次元ウエーブレット変換**があります。辞書
のパターンは二次元のウエーブレットで64種類あります。これを拡大縮小また
は平行移動して組み合わせることで、任意の画像を再構成します。しかし既存の
辞書を使うなら、再構成結果は最適でないかもしれません。

　辞書学習の教師データは、回帰の教師データと同様に元画像と理想的な画像の
組となり、これらから辞書を学習します。辞書学習によって既存の辞書より元画
像をうまく表現できる可能性があります。

　ここでは、心臓画像の画像超解像を例として、辞書学習を使った画像再構成の
手順を見ていきます（図3-51）。

①理想的な画像と元画像の組からなる教師データをパッチに分割する（パッチの
　大きさは図中の四角形）。元画像には理想的な画像を疑似的に劣化させた画像が
　よく使われる

図3-51 辞書学習の仕組み

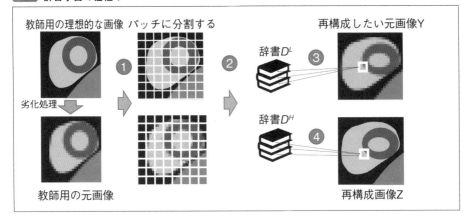

②少数のパターンのみで再構成できるという制約のもと、パッチを辞書とその表現に分解する（これを辞書の学習という）。辞書は、理想的な画像の辞書D^Hと元画像の辞書D^Lが組になるようにする

③再構成したい元画像Yからパッチを取り出し、辞書D^Lのパターンの組み合わせとして表現する（たとえば、$Y = 0.1D^L_1 + 0.4D^L_{100} + 0.9D^L_{225}$）

④再構成画像Zは手順③で求めた係数を用いて表現する（たとえば、$Z = 0.1D^H_1 + 0.4D^H_{100} + 0.9D^H_{225}$）

　上記手順②の辞書学習では、パッチが辞書のパターンの数個のみで表現されるべきという制約を用います。これは、辞書のパターンを多数用いてパッチを表現したとき、パターンのパッチへの寄与が小さいことがよくあるためです。寄与が小さければノイズとみなせるため、その小さい寄与を含める必要はありません。辞書のパターンの数は、たとえば225で、辞書D^Hと辞書D^Lのパターンはすべて1対1対応しています。

　フィルタリング、回帰、逆問題、辞書学習を使った画像再構成について見てきました。教師データがあるかどうかで画像再構成の方法を選択することができます。また、逆問題を解く方法や辞書学習を使う方法は、デノイズだけではなくデコンボリューションや画像超解像にも使えることがわかりました。

さまざまな形状の物体検出

○ 医療画像処理で検出対象となる物体は2つに分けられる

　医療画像処理で検出対象となる物体には、臓器や細胞などの複雑な物体と、付着細胞などの線分やかたまりとして扱える単純な物体があります（表3-7）。複雑な物体には教師データを使った分類技術が使えます。

　代表的な例はR-CNN、Fast R-CNN、Faster R-CNNです。単純な物体は線分やかたまりで近似して検出し、検出にはハフ変換（HT）やLoGフィルタなどを用います。医療画像の検出対象は複雑な物体として扱うことが多いため、本節では、複雑な物体の検出技術から見ていきます。

表3-7 **本節で紹介する検出技術**

対　象	教師データ	技　術
複雑な物体	画像の一部とラベル（物体／背景）	教師あり分類（R-CNN）
	画像とバウンディングボックス情報（物体ラベル、位置、サイズ）	教師あり分類と回帰（Fast R-CNN、Faster R-CNN）
線分	なし	HT
かたまり	なし	LoGフィルタ

○ 複雑な物体の検出

　複雑な物体の検出には、画像を走査（スキャン）しながら画像分類する方法と、分類と回帰を同時に使う方法があります。前者を「**走査分類法**」、後者を「**分類回帰法**」と呼ぶことにします。どちらも教師データが必要な物体検出方法です。

　走査分類法は分類回帰法よりも単純です。超音波画像から卵胞を検出する例を用いて、走査分類法と分類回帰法を見ていきましょう。

・走査分類法

　走査分類法では、次の手順で卵胞を検出します（図3-52）。

図3-52 走査分類法の仕組み

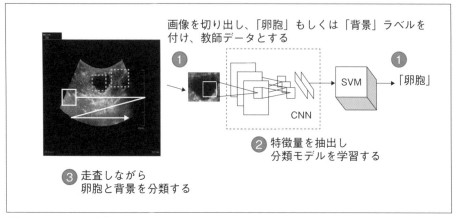

画像を切り出し、「卵胞」もしくは「背景」ラベルを付け、教師データとする

① 特徴量を抽出し
② 分類モデルを学習する

③ 走査しながら
卵胞と背景を分類する

① 「卵胞」

出典：Zeng T & Liu J（2019）「Automatic detection of follicle ultrasound images based on improved Faster R-CNN」（『Journal of Physics：Conference Series』第1187巻4号）をもとに作成
URL https://iopscience.iop.org/article/10.1088/1742-6596/1187/4/042112/

①画像を切り出して「卵胞」もしくは「背景」ラベルを付け、分類モデルを学習するための教師データとする

②教師データから特徴量を抽出し、分類モデルを学習する（図3-52では、特徴量の抽出にCNN、分類にSVMを使っている）

③画像を走査しながら、走査している領域が卵胞かどうかを学習済みの分類モデルを使って分類する

　手順①で画像を切り出す四角形の領域（図3-52の白四角）を **Bounding Box**(BB)といいます。画像から「卵胞」と「背景」領域をそれぞれ切り出します。

　画像の走査方法は、画像全域の走査もしくは選択的検索（selective search）によって候補となった領域の走査の2通りがあります。

　画像全域の走査による物体検出では、次の手順を繰り返します（図3-53）。

①画像の一部をBB(図3-53で白い四角の領域）で切り取る

②学習した分類モデルを用いてBBのラベルを推測する

③BBを一定の画素数だけ移動する

　画像全域の走査による物体検出では、BBの移動幅が小さければ「卵胞」など物

図3-53 画像全域の物体検出の手順

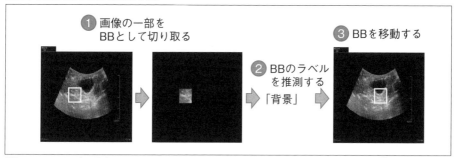

出典：Zeng T & Liu J（2019）「Automatic detection of follicle ultrasound images based on improved Faster R-CNN」（『Journal of Physics：Conference Series』第1187巻4号）をもとに作成
URL https://iopscience.iop.org/article/10.1088/1742-6596/1187/4/042112

体の検出漏れが防げる一方で、解析に時間がかかったり、多数回物体を検出したりする可能性があります。多数回検出しているかはBBの重なり具合を表す指標を使って調べます。もし何回も検出していた場合、1つだけ残し、残りを捨てます。

　選択的検索のアイデアは、画像をスーパーピクセルに分割し、よく似たスーパーピクセル同士を結合することで、検索すべき領域を制限することです。卵胞の画素が他の画素に比べて輝度が暗いので、卵胞を選択的検索する場合、画像からスーパーピクセルを使ってそのような領域を選択し、その領域のみを走査して卵胞領域となっているかどうか判断します。選択的検索を行うことによって、画像全域から物体を検出するよりも高速に目的の物体を検出することができます。

・分類回帰法

　走査分類法を使うと画像から物体が検出できることがわかったものの、解析時間が課題です。これを解決するために**分類回帰法**が提案されました。分類回帰法のポイントは、教師データの作り方とROIプーリングの導入、回帰技術の組み込みの3点です。教師データの作り方から説明します。

▶教師データの作り方

　分類回帰法の教師データは、画像と各BBの情報（ラベル・位置・サイズ）です。切り出した画像ではなく画像そのものを教師データとして使うため、位置やサイズも指定します。たとえば、画像の中の左上から右に300画素（x＝300）、下に

100画素（y = 100）進んだ位置に横幅200画素（w = 200）、縦幅100画素（h = 100）のサイズの「卵胞」がある、またx = 0、y = 0、w = 100、h = 100は「背景」である、などです。

▶ROIプーリングの導入

ROIプーリングは、任意のサイズの入力画像に対して固定サイズの画像を出力するプーリングです。入力する画像の半分のサイズを出力する通常のプーリングを拡張したプーリングといえます。このためROIプーリングは、小さい卵胞から大きな卵胞まで検出しやすくする効果があります。

▶回帰技術の組み込み

既に説明したように、分類回帰法の教師データは画像とBBの情報です。走査分類法と同じく分類回帰法では、ソフトマックスの出力をBBのラベルと一致させるように分類問題を解きます（図3-54の「ソフトマックス」）。分類回帰法ではそれと同時に、全結合層の出力をBBの位置（x, y）とサイズ（w, h）に一致させるようにBB回帰を行います（図3-54）。回帰を分類と同時に学習するため、物体検出の速度が向上しました。この物体検索方法は**Fast R-CNN**と呼ばれます。

ところで、**領域提案ネットワーク**（Region Proposal Network：**RPN**）というネットワークがあります。RPNは、CNNが抽出した特徴量を使って物体候補の位置と大きさを出力するために用いられるニューラルネットワークです。Fast R-CNNの中で、CNN以外の処理は選択的探索のみとなっていましたが、その選択的探索の処理をRPNで置き換えることで物体検出の速度が向上することが示されました。この方法は、**Faster R-CNN**と呼ばれています。Faster R-CNNはCNNのみで物体検出を実現した方法として知られています。

○ 単純な物体の検出

複雑な物体は機械学習を使って検出するため、教師データが必要です。一方、線分あるいはかたまりのように検出したい物体の形が単純なら、教師データはなしとなります。

教師データなしの方法として、線分を検出するハフ変換とかたまりを検出するLoGフィルタがあります。後述するように、ハフ変換では培養中の付着細胞、LoGフィルタでは病理画像の細胞核を検出する場面などに使われます。

図3-54 分類回帰法の仕組み

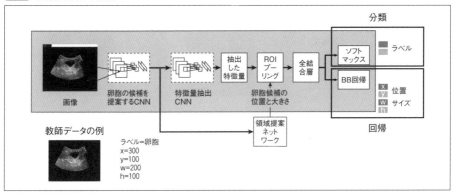

出典：Zeng T & Liu J（2019）「Automatic detection of follicle ultrasound images based on improved Faster R-CNN」（『Journal of Physics：Conference Series』第1187巻4号）をもとに作成
URL https://iopscience.iop.org/article/10.1088/1742-6596/1187/4/042112

　ハフ変換（Hough Transform：**HT**）は、XY平面の直線をrθ平面の点に移す変換、もしくはXY平面の点（x, y）をrθ平面の曲線に移す変換（r = x cosθ + y sinθ）ということもできます。
　光学顕微鏡で撮影した培養細胞の画像から付着細胞を検出する手順を見てみます（図3-55）。この培養細胞は付着していると線分、浮遊しているとかたまりになる性質があります。

①画像にソーベルフィルタなどをかけてエッジを検出する
②HTを行い、線分上のエッジのみを選択的に検出する

　このように、細胞の形を近似することで、教師データを作らずに付着細胞のみを検出できます。
　一方、**LoGフィルタ**（Laplacian of Gaussian）は、GFをかけた後にラプラシアンフィルタをかけるフィルタです。GFは画像のノイズを低減させるため、またラプラシアンフィルタは空間的な輝度変化を強調するために使われます。この順番に画像にフィルタをかけることで、かたまりを抽出できます。
　病理組織の画像では、細胞核は病理組織の画像では黒っぽい色をしています。この画像にLoGフィルタをかけると細胞核の輪郭がしっかり強調されるため、細胞核の検出が容易になります（図3-56）。

図3-55 ハフ変換による検出の例

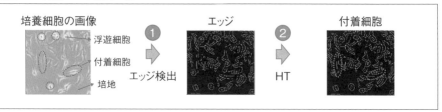

培養細胞の画像　浮遊細胞　付着細胞　培地　エッジ検出　①　エッジ　②　HT　付着細胞

Zhang L et al.（2019）「Estimating Dynamic Cellular Morphological Properties via the Combination of the RTCA System and a Hough-Transform-Based Algorithm」（『Cells』第8巻10号）をもとに作成

URL https://doi.org/10.3390/cells8101287

図3-56 LoGフィルタによる検出の例

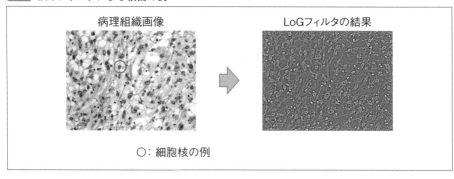

病理組織画像　LoGフィルタの結果

○：細胞核の例

最適化や数理モデリングを
用いて行う物体追跡

○ 物体検出ベースの追跡と数理モデルを使った追跡

　物体追跡は動画像中に写った物体を追いかけることです。物体は動画像中でさまざまに動きます。視野から消失したり、視野内に出現したり、手前の物体にさえぎられることもあります。物体追跡の技術に物体検出ベースの追跡（tracking by detection）と数理モデルを使った追跡（tracking by model evolution）があります。細胞のように不規則に動き回る物体では前者、心臓のように規則的に動く物体では後者が使われます。物体追跡はトラッキングともいいます。

・物体検出ベースの追跡

　物体検出ベースの追跡では、まず物体検出の節で説明した方法などを使って動画像の複数のフレームで物体を検出し、それぞれにラベルを付けます。たとえばフレームtに細胞が3つ、フレームt＋1に細胞が3つ検出されたとします。フレームtの細胞にラベルA、ラベルB、ラベルC、フレームt＋1の細胞にラベルD、ラベルE 、ラベルFを付けます。しかし、このままでは同じ物体に異なるラベルが付いてしまっています。

　そのため、同じ物体に同じラベルを割り当てる作業が必要になります。この割り当て作業に、最適化手法である**ハンガリアンアルゴリズム**などが使われます。ハンガリアンアルゴリズムは組み合わせ最適化の例であり、割り当ての総コストが最も小さくなるような割り当てを求めます。次の手順で、フレーム t の細胞それぞれにフレーム t ＋1の細胞を割り当てます（図3-57）。

①フレーム t の細胞i（ラベルAかラベルBかラベルC）をフレーム t ＋1の細胞j（ラベルDかラベルEかラベルF）に割り当てるコストを特徴量の関数で定義する。細胞の大きさや位置や画像統計量などを特徴量として、もっともらしい割り当てほど小さくなるようにコストを定義する

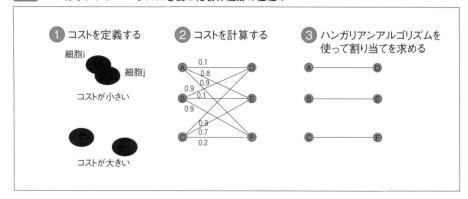

図3-57 ハンガリアンアルゴリズムを使った物体追跡の仕組み

① コストを定義する

細胞i
細胞j
コストが小さい
コストが大きい

② コストを計算する

0.1
0.8
0.9
0.9
0.1
0.9
0.9
0.7
0.2

③ ハンガリアンアルゴリズムを
使って割り当てを求める

②ラベルA～Fまでに割り当てるコストを計算する。9通りの割り当てについてそれぞれコストを求める

③ハンガリアンアルゴリズムを使って、割り当ての総コストが最小となる割り当てを求める。例では、ラベルAをラベルD、ラベルBをラベルE、ラベルCをラベルFに割り当てるのが最適であることがわかる

・**数理モデルを使った追跡**

　数理モデルを使った追跡では、動画像のうちフレーム1つに物体をセグメンテーションした後、物体の変形を数式で表して**オプティカルフロー**などで物体の変形を追跡します。オプティカルフローとは、物体は隣り合ったフレームで少ししか移動せず輝度は同じであると仮定して、物体の位置の変化を求める方法です。たとえば、心臓のMRI動画像に写っている左心房の心内膜と心外膜を次の手順で追跡します（図3-58）。

①フレームtで心内膜と心外膜の形をアノテーションする

②フレームｔとフレームｔ＋1の間の心内膜と心外膜の変形を想定し、手順①でアノテーションした領域と似た輝度の画素を見付ける

図3-58 オプティカルフローを使った物体追跡の例

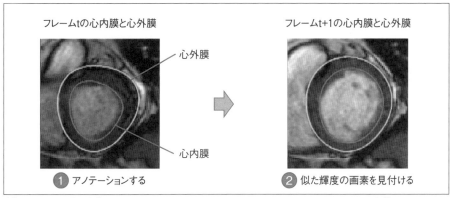

フレームtの心内膜と心外膜	フレームt+1の心内膜と心外膜
心外膜 / 心内膜	
① アノテーションする	② 似た輝度の画素を見付ける

出典 Queiros S et al.（2015）「Fast left ventricle tracking in CMR images using localized anatomical affine optical flow」（『SPIE Medical Imaging プロシーディングス』第9413巻）をもとに作成
URL https://doi.org/10.1117/12.2082017

似た画像を探すための
類似画像検索

○ コンテンツベースの類似画像検索

　大量の画像データベースから検索対象の画像に似た画像を探し出すことを**コンテンツベースの類似画像検索**（Content Base Image Retrieval：CBIR）といいます。また、検索対象となる画像を**クエリ画像**といいます。CBIRは、次のような手順で行います（図3-59）。

①クエリ画像とデータベースの画像から特徴量、たとえばx_1とx_2を抽出し、特徴量の空間にプロットする（ここでは、クエリ画像とデータベースの画像をそれぞれ○と●とする）

②画像の類似度を特徴量空間（x_1, x_2）でのコサイン距離などとし、類似度を計算する

図3-59　コンテンツベースの類似画像検索の流れ

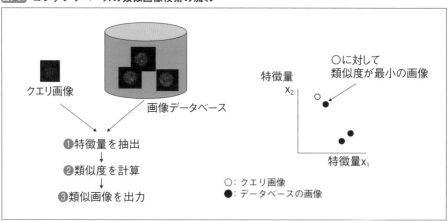

出典：Tokuoka Y et al.（2020）「Development of Convolutional Neural Network Based Instance Segmentation Algorithm to Acquire Quantitative Criteria of Mouse Development」（『npj Systems Biology and Applications』第6巻32号）をもとに作成

URL https://www.nature.com/articles/s41540-020-00152-8

③画像データベースの中で類似度が最小の画像を出力する

　特徴量の選択は要件次第です。高速な検索が求められる場面では、早く計算できる特徴量を選びます。精度を重視する場面では、深層学習の学習済みモデルを使います。

　なお、最適な特徴量を学習で求める技術として**距離学習**（metric learning）があります。距離学習によって病理画像中の腫瘍領域を検索する精度が向上したという報告があります。距離学習の代表例はシャムネットワークとトリプレットネットワークです。なお、距離学習を用いた類似画像検索はこれから実用化が期待される技術であり、専門的な話になりますので、非エンジニアの方は読み飛ばしていただいても構いません。

・シャムネットワーク
　シャムネットワーク（siamese network）は入力が画像2枚のCNNです。シャムネットワークは、次の3つの処理で構成されます（図3-60）。

・画像入力部：2枚の画像（画像1と画像2）を入力する
・特徴量抽出部：アーキテクチャとパラメータの値が同じCNNを使って画像1と画像2の特徴量を抽出する
・距離計算部：抽出した特徴量のユークリッド距離を計算する。2枚の画像が似

図3-60 シャムネットワークの仕組み

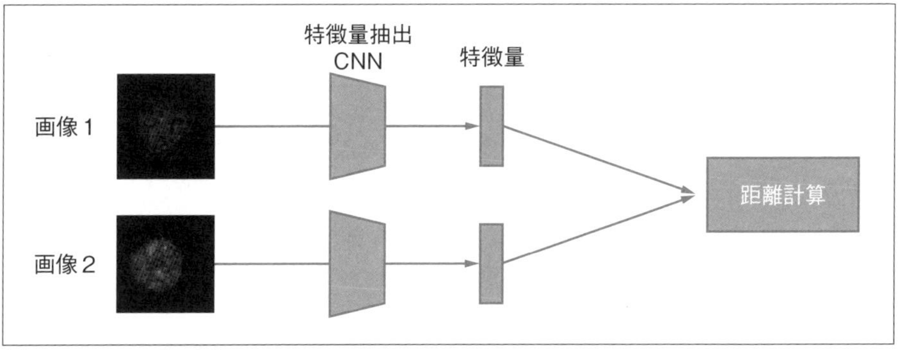

出典：Tokuoka Y et al.（2020）「Development of Convolutional Neural Network Based Instance Segmentation Algorithm to Acquire Quantitative Criteria of Mouse Development」（『npj Systems Biology and Applications』第6巻32号）をもとに作成
URL https://www.nature.com/articles/s41540-020-00152-8

ていれば距離0、まったく似ていなければ最大距離1とし、類似度に応じて0
から1までの実数を出力する

　シャムネットワークの教師データは、画像2枚とそれらが似ている、もしくは
似ていないラベルの組です。たとえば、（画像Aと画像B、似ている＝0）、（画像Cと
画像D、似ていない＝1）です。シャムネットワークの損失関数は画像1と画像2が
似ていれば値が小さく、似ていなければ大きくなる**収縮損失**（contractive loss）を
使います。収縮損失の値が最小になるようにネットワークのパラメータを更新す
ることで、画像の類似度を出力するために最もふさわしい特徴量を自動的に学習
できます。学習済みのシャムネットワークは2枚の画像がどの程度似ているかを
出力します。

・トリプレットネットワーク
　トリプレットネットワークは入力が画像3枚（トリプレット）のCNNです。1枚
のアンカー画像を基準として、アンカー画像に似たポジティブ画像、アンカー画
像に似ていないネガティブ画像の組が教師データです（図3-61）。構成や学習の
仕組みはシャムネットワークと似ています。パラメータの値が同じCNNを使っ
てそれぞれの画像から特徴量を抽出し、抽出した特徴量を使って画像間の距離を
計算します。アンカー画像とポジティブ画像の距離、アンカー画像とネガティブ
画像の距離をそれぞれ距離APと距離ANとすると、距離ANが距離APよりも常
に大きくなるようにCNNのパラメータを学習することで、類似度を調べるため
の特徴量を自動的に学習します。トリプレットネットワークは画像が似ている順
序を出力します。

　以上、既存の特徴量を用いる方法と、学習によって特徴量そのものを設計する
方法を紹介しました。前者は後者に比べて計算時間がかからないため、前者を用
いる方法のほうが現実的でしょう。しかし、教師データの量が増え、計算機の性
能が向上すると、後者のデメリットが気にならなくなってきます。そうなると、
特徴量そのものを教師データから最適化する後者のほうが技術の伸びしろがある
かもしれません。

図3-61 トリプレットネットワークの仕組み

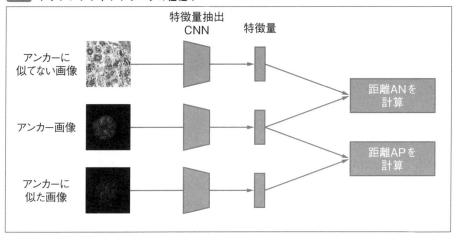

出典：Tokuoka Y et al.（2020）「Development of Convolutional Neural Network Based Instance Segmentation Algorithm to Acquire
Quantitative Criteria of Mouse Development」（「npj Systems Biology and Applications」第6巻32号）をもとに作成

URL https://www.nature.com/articles/s41540-020-00152-8

医療画像処理の
フリーソフトウェア

○ 医療画像処理のフリーソフトウェアを使うメリット

　医療画像処理にはさまざまなフリーソフトウェアが公開されています。フリーソフトウェアを使うメリットは3つあります。

　1つ目は、**自分でコードを書かなくても画像処理ができる点**です。解析で使いたい機能をフリーソフトウェアで見付けてください。フリーソフトウェアがあるかどうかは、生物画像情報系の検索エンジンである「Bioimage Informatics Search Engine（BISE）」（http://biii.eu）や Open Bioimage Alliance の Web サイト（http://www.openbioimage.org）から調べられます。たとえば、セグメンテーション可能なフリーソフトウェアを調べたいなら、「segmentation」をキーワードとしてBISEサイトの検索窓から検索してみてください。

　2つ目は、**開発するツールのベンチマークとなる点**です。フリーソフトウェアと開発したツールを比較することで、開発したツールのアピールポイントを明確にできます。

　3つ目は、**開発工数の見積りの参考になる点**です。開発工数とは、開発作業を開始してから完了するまでに必要な人数と時間を表す指標です。たとえば一人で開発して1カ月かかるとき、開発工数は一人月といいます。開発工数を減らすことは原価の低下、増やすことは原価の増加につながります。フリーソフトウェアと同様の機能をツールに搭載するなら、工数を少なく見ることができます。フリーソフトウェアにない機能を搭載するなら、アルゴリズムやGUIの検討、デバッグなどに必要な工数をかける必要があります。開発工数を適切に見積もって原価を下げた開発を行い利益に貢献しましょう。

　このようにフリーソフトウェアを知ることで、画像の解析のみならず宣伝や開発プロジェクトマネジメントの観点からもメリットがあることがわかります。すべてのフリーソフトウェアを網羅するのは困難なため、ここでは広く使われているフリーソフトウェアをピックアップして紹介します。

○ フリーソフトウェアの代表例Fiji

　フリーソフトウェアの代表例はFijiです（図3-62）。「https://fiji.sc/」からダウンロードができます。このツールの特徴は次の3点です。

　1点目は、**GUI操作による画像処理ができる点**です。動的輪郭法やグラフカット法など、本章で紹介した多くの技術がプラグインとして搭載されており、GUIから使えます。

　2点目は、**高い再現性**です。機能を使う際にパラメータを指定する必要がありますが、指定したパラメータを記録しておくことで、再現性の高い処理が可能です。スクリプトも作れます。複数の画像に繰り返し同じ処理を行うとき、GUI操作をユーザーが繰り返すとミスが起きることが多いです。このとき、スクリプトでコーディングを行うことで、ユーザーの手作業量が軽減でき、ミスの防止にもつながります。

　3点目は、**機能を詳細に把握できる点**です。Fijiのソースコードは公開されてい

図3-62 FijiのGUI

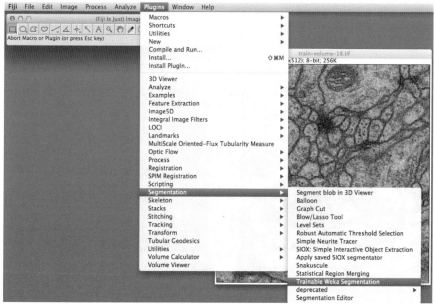

出典：Fuji HP

URL　https://imagej.net/Trainable_Weka_Segmentation_-_How_to_compare_classifiers

るため、機能を実現するためのすべての処理をコードレベルで把握できます。Windows、Mac OS、Linux のいずれの OS でも動作します。

　Fiji には20年ほどの歴史があります。Fiji の前身は ImageJ と呼ばれるソフトで、アメリカの国立衛生研究所（National Institute of Health）で開発されました。初版リリースは1997年、改良版のリリースは2011年で ImageJ2 と呼ばれます。Fiji は、よく使われるプラグインが最初から同梱されている ImageJ2 で、ウィスコンシン大学マディソン校とマックスプランク研究所で管理されています。

○ Fijiの発展形Icy

　Icy（http://icy.bioimageanalysis.org/）は Fiji の発展形で、可視化の便利機能もあります。たとえば、複数の画像をウインドで開き、ウインド左上にある鍵マークをオンにしておけば、1つの画像を拡大・縮小すると、それに同期して他の画像も拡大・縮小します（図3-63）。

　その他、動画像や複数チャネルの三次元画像など多次元画像を扱って、フィルタリング、グラフカットや動的輪郭法、物体追跡などを試せます。YouTube に使い方の動画があるので参考にしてください。

図3-63 IcyのGUI

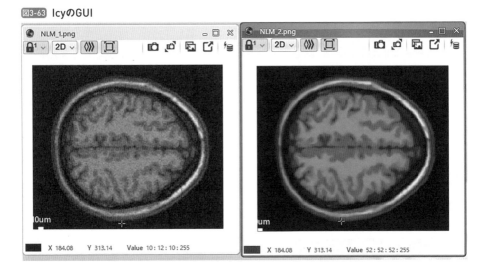

医療AI技術(2)
系列データ編

　病院、SNSやブログには大量の自然言語や数値データなどの系列データがあります。たとえば、病院での診察結果はカルテに記録されます。また、薬効を評価するために数値データが取得されます。

　人間が短期間でこれらの自然言語や数値データを大量に処理することは困難です。そのため、AIの助けを借りようとする研究や開発が活発に行われており、今後もその流れは加速すると思われます。

　本章では、自然言語や数値列といった系列データの処理手法を見ていきます。第3章と同様、エンジニア、医師や生物系の研究者、医療画像機器メーカーのソフトウェア営業担当者が対象となります。

医療自然言語処理で
できること

○ 医療自然言語処理の技術は大きく4つに分けられる

医療自然言語処理の技術として、本章では大きく「文章分類」「対話」「文章要約」「固有表現抽出」を取り上げます。

・文章分類

文章分類（sentence classification）は、あらかじめ用意したラベルの1つを各文章に付けることです。たとえば、文章AとBに対して次のようにラベルを付けます。

文章A「手指に亀裂ができた」→ラベル「患者」
文章B「手指の亀裂が消滅した」→ラベル「健常者」

文章分類は、電子カルテの自由記述から病気の進行具合を分類・選別する作業のように、文章をいくつかのカテゴリーに分類する技術です。文章分類のひとつに**感情分類**があります。「ひどく落ち込んだ」に「ネガティブ」、「躍り上がって喜んだ」に「ポジティブ」と付けます。感情分類を行うことで、SNSへの投稿から投稿者の感情を分類できます。

・対話

対話（dialog）は、文章の入力に対して文章を出力する技術です。チャットはネットワークを介してリアルタイムに複数の人が文章を入力して会話することですが、人の代わりにチャットを行うAIがあります。それを**チャットボット**といい、対話技術が使われます。たとえば、こんな感じです。

AI「どうなさいましたか？」

患者「お腹が痛いです」
AI「吐き気はありますか？」

　このように医師と患者の間の診察をチャットボットが代用すると、医師の診察が楽になります。

　対話技術は世界的に盛り上がっています。2020年10月に、英語圏で人気の投稿サイトRedditにAIアカウント（/u/thegentlemetre/）が登場し、1週間、誰もそれがAIアカウントであることに気が付きませんでした。しかも、このアカウントから過去に自殺を試みたユーザーに対して語りかけたコメントには約150件の「いいね！」が付けられ、話題となりました。

　チャットボットには**ルールベース型**と機械学習型があります。**ルールベース型**は、人の手によって記述されたルールに従って動くチャットボットです。第2章で紹介した事例の技術は公開されていないので不明ですが、実用化されているチャットボットのほとんどがこのタイプです。簡単な内容の登録などであれば時間やコストをかけずに開発できます。しかし、シナリオにない対応には対処できないという欠点があります。一方、**機械学習型**は、対話データを学習することによって動くチャットボットで、研究開発が盛んにされています。先ほどのRedditのAIアカウントはそのひとつです。質の良い対話の教師データがあれば、機械学習を使って最適な返事を返せるため、ユーザーのニーズに合わせた回答ができます。本章では、この機械学習型のチャットボットについて触れていきます。

・**文章要約**

　文章要約（sentence summarization）は、複数の文のまとまりから、最もそのまとまりを表す文章を抽出もしくは生成します。この技術を使うと、長文を読む必要がなくなり、複数の文章を効率よく把握できるため、電子カルテに記載の自由記述文章が楽に要約できます。

・**固有表現抽出**

　固有表現抽出（named entity recognition）では、文章から固有表現を抽出し、「病名」などあらかじめ定義されたラベルを付けます。以下に例を示します。

抽出前の文章：「2016年3月：S状結腸がんでS状結腸除去術施行。リンパ節、肝

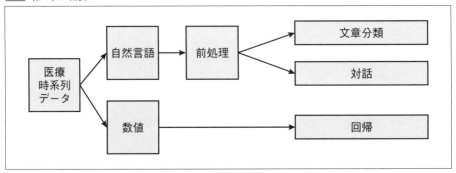

図4-1 第4章の概要

臓、腹膜に転移あり」

抽出後の文章：「2016年3月（→時間）：S状結腸がん（→病名）でS状結腸切除術
（→医療行為）施行。リンパ節、肝臓、腹膜に転移（→病名）あり」

　第2章で紹介したように、医療機関は医療費を適切に計算するために、病名や
医療行為などのキーワードを正確に抽出してレセプトを作成します。この技術を
使うと、キーワードをカルテから抽出することで文章を構造化できるため、速く
正確にレセプトを作成することができます。また、個人情報の匿名化にも利用で
きます。

　数値データ処理の代表的な分野として、第3章で登場した回帰があります。回
帰は目的変数を、特徴量を使って説明するモデルを作ります。たとえば、血圧や
脈拍などの値を使って動脈硬化症の生存期間を説明するモデルができます。回帰
でモデル化すると、別の患者の血圧や脈拍からその患者の生存期間を予測できま
す。

　本章の前半では自然言語処理に特有な前処理について眺め、Redditでも有名に
なった対話技術を見ていきます。後半では、数値データの回帰技術を見ます。最
後に、これらの解析を手軽に行う方法を提示します（図4-1）。

自然言語処理の前処理

○ 自然言語処理の前処理の流れ

　機械学習や深層学習で自然言語を扱うためには、言語を数字に変える必要があります。これを**自然言語処理の前処理**といいます。自然言語処理の前処理では、クリーニング→文章の単語分割→単語の正規化→ストップワード除去→単語のベクトル表現化の順で前処理を行っていきます。1つずつ見ていきましょう。

○ 文章のクリーニング

　文章によっては〈h1〉や〈/h1〉といった見出しなどのHTMLタグやURLが付いていることがあります。タグは自然言語処理においてノイズになります。**クリーニング**では正規表現（regular expression）を用いて、このようなノイズを除去します。

○ 単語への分割

　英語では文章中の単語の間にスペースがありますが、日本語では単語間にスペースを空ける文化はありません。そのため、文章中の単語の切れ目を機械に教えるため、文章を単語に分割しなければいけません（厳密には「単語」ではなく「トークン」といいますが、ここではわかりやすさを優先して「単語」で統一します）。単語の区切りに空白を入れて記述することを**わかち書き**といいます。また、単語への分割と同時に単語の品詞などを割り当てる処理を**形態素解析**といいます。形態素解析は、画像を領域に分割してラベルを付与するセグメンテーションに相当します。

　形態素解析には、文章を単語に分割し、各単語に品詞をアノテーションした**コーパス**を使います。コーパスとは1年分の新聞記事など、まとまった文章のことです。アノテーション付きコーパスの例を示します（図4-2）。

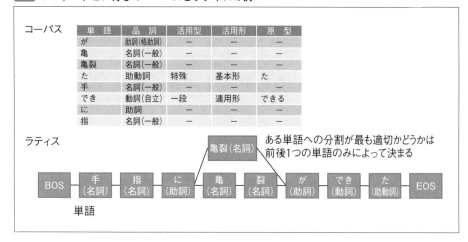

図4-2　アノテーション付きのコーパスとラティスの例

コーパス

単　語	品　詞	活用型	活用形	原　型
が	助詞(格助詞)	−	−	−
亀	名詞(一般)	−	−	−
亀裂	名詞(一般)	−	−	−
た	助動詞	特殊	基本形	た
手	名詞(一般)	−	−	−
でき	動詞(自立)	一段	連用形	できる
に	助詞	−	−	−
指	名詞(一般)	−	−	−

ラティス

亀裂（名詞）

ある単語への分割が最も適切かどうかは
前後1つの単語のみによって決まる

BOS − 手（名詞） − 指（名詞） − に（助詞） − 亀（名詞） − 裂（名詞） − が（助詞） − でき（動詞） − た（助動詞） − EOS

単語

元の文章「手指に亀裂ができた」
コーパス「BOS- 手（名詞）- 指（名詞）- に（助詞）- 亀裂（名詞）- が（助詞）- でき（動詞）- た（助動詞）-EOS」

　BOS は文頭（Begin-Of-Sentence）、EOS は文末（End-Of-Sentence）をそれぞれ表す記号です。日本語学に関する知識を持っている人なら、上記のようにアノテーションできます。辞書には「亀」や「裂」などの単語もあります。では、アルゴリズムを用いて正しくアノテーションするにはどうすればよいでしょうか。辞書しか用いなければ、元の文章を次のように分割してしまうかもしれません。

間違った分割「BOS- 手（名詞）- 指（名詞）- に（助詞）- 亀（名詞）- 裂（名詞）- が（助詞）- でき（動詞）- た（助動詞）-EOS」

　このようにならないために、辞書を用いて文章を**ラティス**で表し、最も適切な単語のつながりの組を選びます（図4-2）。ラティスとは、あり得る分割を表現した形式のことです。
　ラティスから最も適切な単語のつながりの組を選ぶために**バイグラムマルコフモデル**が使われています。バイグラムマルコフモデルは、ある単語に分割することが最も適切かどうかを前後1つずつの単語から決めるモデルです。先ほどのア

ノテーション付きのコーパスを使ってこのモデルを学習します。すると、文章中で「亀」と「裂」という単語が別々に使われているというより、「亀裂」という単語が使われている可能性が高いことなどを数値で得られます。バイグラムマルコフモデルとラティスを使うことで、適切なわかち書きを求めることができます。

　フリーで使用できる形態素解析用のライブラリーに、奈良先端科学技術大学院大の松本裕治教授らによって開発されたMeCabやSudachi、京都大学の黒橋禎夫教授らによって開発されたJumanなどがあります。

　形態素解析の理想は、解析したい文章と似た文章をコーパスにしてモデルを構築することです。通常ではコーパスには新聞記事やWikipediaが使われますが、医療記事の文章をコーパスとして利用することで医療文章に関する形態素解析の精度が向上できると考えられます。そのためコーパスの作成は重要です。

○ 単 語 の 正 規 化

　単語の正規化では、文字種を統一し、大文字を小文字に変換します。たとえば、「小胞体」と「ER(Endoplasmic Reticulum)」という単語が両方出現していたら、「ER」を「小胞体」と変換します。英文ではステミングをして派生語を減らします。ステミングでは、たとえば「am」を「are」、「is」を「be」と変換します。

○ ス ト ッ プ ワ ー ド の 除 去

　ストップワード除去では、ストップワードを除去します。ストップワードは、どんな文章にも出現し、タスクを解くのに役立たないと考えられる単語です。副詞や記号、助動詞、こそあど言葉などの連体詞、フィラーなどです。記号の例は「★」や「〒」、フィラーの例は「えとねえ」や「あのねー」です。ツイートにはこのような単語が含まれるため、ツイートの感情分析などで重要です。書き言葉や話し言葉など扱う文章によってストップワードは変更する必要があります。

○ 単 語 や 文 章 の ベ ク ト ル 化

　自然言語をコンピュータで処理するためには、文章や単語を数字にしなければなりません。ここでは、TF-IDF行列と単語エンベディングを取り上げます。

図4-3 TF-IDF行列の例

文章A「手指に亀裂ができた」　　　　　文章B「手指の亀裂が消滅した」
⬇ 単語分割　　　　　　　　　　　⬇ 単語分割
"手指 に 亀裂 が でき た"　　　　"手指 の 亀裂 が 消滅 し た"

	単語									
	が	し	た	でき	に	の	亀裂	手	指	消滅
文章AのTF	(1,	0,	1,	1,	1,	0,	1,	1,	1,	0)
文章BのTF	(1,	1,	1,	0,	0,	1,	1,	1,	1,	1)
IDF	1	1.4	1	1.4	1.4	1.4	1	1	1	1.4
文章AのTF-IDF	(1,	0,	1,	1.4,	1.4,	0,	1,	1,	1,	0)
文章BのIF-IDF	(1,	1.4,	1,	0,	0,	1.4,	1,	1,	1,	1.4)

文章のTF-IDF行列

・TF-IDF行列

TF-IDF行列は、TF（Term Frequency）とIDF（Inverse Document Frequency）を使った文章のベクトル化技術です。TFとは、ある文章における特定の単語の出現回数のことです。出現頻度の高い単語ほど高いTF値を持ちます。IDFは、任意の単語を含む文章の数のことです。ある特定の文章にのみ多く出現する用語は、高いIDF値を持ちます。

次の2つの文章からTF-IDF行列を求めてみましょう（図4-3）。

文章A「手指に亀裂ができた」
文章B「手指の亀裂が消滅した」

まず文章AとBのTFベクトルを求めます。単語の数は重複を除いて10なので、これら10個の単語の出現頻度を数えます。文章Aに「亀裂」という単語は一度出現するので、「亀裂」の出現頻度は1です。次はIDFベクトルです。これら10個の単語が文章A、Bに含まれるかを調べます。最後に、TFベクトルとIDFベクトルの要素同士を掛けて、TF-IDFベクトルを求めます。TF-IDFベクトルを行とする行列がTF-IDF行列です。

図4-4 Word2vecの学習の仕組み

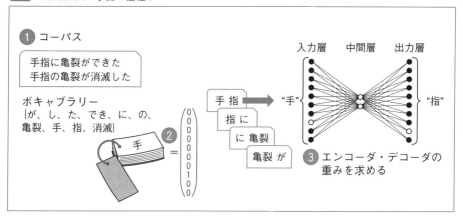

・単語エンベディング

　単語エンベディングは、学習済みモデルを使った単語のベクトル化技術です。

　Word2vecは、中間層が1層のエンコーダ・デコーダアーキテクチャで、次の手順で学習済みモデルを作ります（図4-4）。

①コーパスを用意し、ボキャブラリーを構築する（ボキャブラリーは、重複のない単語の集合）

　　コーパスの例：「手指に亀裂ができた」「手指の亀裂が消滅した」

　　ボキャブラリー：{が、し、た、でき、に、の、亀裂、手、指、消滅}

②単語をコーパスの単語数次元のベクトルで表す。この例ではボキャブラリーは10単語なので、単語を10次元のベクトルで表す

　　「手」：ボキャブラリーで8番目なので手＝ $(0, 0, 0, 0, 0, 0, 0, 1, 0, 0)$

　　「指」：ボキャブラリーで9番目なので指＝ $(0, 0, 0, 0, 0, 0, 0, 0, 1, 0)$

③コーパスの単語の順序を学習し、学習済みモデルを得る。たとえば入力が「手」なら、出力が「指」となるようにエンコーダとデコーダの重みを求める。入力と中間層の次元は一般的に10,000と300程度なので、重みの次元はエンコードで10,000 × 300、デコードで300 × 10,000となる

　上記の手順①において、独自にコーパスを作成するのはデータサイズの観点で大変なため、通常はWebからコーパスをダウンロードして使います。出来上が

ったWord2vecの学習済みモデルを用いて、次の手順で単語をエンベディングします。

①単語をコーパスの単語数次元のベクトルにする
②手順①で作ったベクトルをWord2vecの学習済みモデルに入力し、中間層の出力を取り出す。中間層の次元が300なら、単語を300次元の特徴量ベクトルで表していることになる

　単語エンベディングを行うことで、次の3つのメリットを得ることができます。
　1つ目は、**次元を減らせること**です。上記の例なら、入力の次元数10,000を97％削減し、単語エンベディングの次元数は300になっています。
　2つ目は、似た意味の単語同士を似たベクトルで表せるため、**内積やコサイン距離で単語間の距離を定義できること**です。たとえば、「写真」と「画像」という単語は、両者とも「写真を撮る」「画像を撮る」と似た使い方をします。単語数次元のベクトルでは、「写真」＝（0, 1, 0）、「画像」＝（0, 0, 1）ですが、単語エンベディングでは「写真」＝（0.5, 0.5）、「画像」＝（0.51, 0.49）となれば、「写真」と「画像」の内積はそれぞれ1と0.37、コサイン距離は1と0.14となっており、単語エンベディングすることで、内積などを用いて単語の類似性が表現できていることがわかります。
　3つ目は、**単語を足したり引いたりできること**です。単語エンベディングにより、

$$「王」＝（0.8, 0.3, 0.1, 0.0）$$
$$「女王」＝（0.8, 0.1, 0.5, 0.5）$$
$$「男」＝（0.1, 0.2, 0.2, 0.3）$$
$$「女」＝（0.1, 0.0, 0.6, 0.8）$$

というベクトル表現ができるなら、「王」－「男」＋「女」＝「女王」と単語の計算ができます。文章を単語に分割し、単語エンベディングの平均で文章を表すことができるので、文章の類似度を調べることができます。第2章で紹介したフロンテオ社の医療文書の解析システムでは、この方法を使って文章を分類しています。

機械学習を用いた
医療文章分類の方法

○ 文章の分類には2つの方法がある

医療文章の分類技術は、文章をシーケンスとして扱って分類する方法と扱わずに分類する方法があります。シーケンスとして扱うなら、ニューロンの仕組みを模した機械学習の手法である**再帰型ニューラルネットワーク**（Recurrent Neural Network：**RNN**）を使います。シーケンスとして扱わないなら、画像分類で紹介した技術を使います。

本節ではRNNとLSTMの仕組みから見ていきます。機械学習に詳しい方はこの節を読み飛ばして構いません。

○ ニューロンの仕組みを模するRNN

RNNはCNNのように中間層を持つニューラルネットワークです。CNNが現在の入力のみから特徴量を抽出するのに対し、RNNは、過去の情報も使って現在

図4-5 再帰型ニューラルネットワークの仕組み

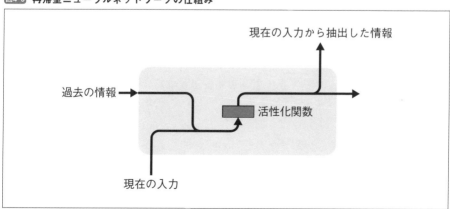

出典：Olah C（2015）「Understanding LSTM Networks」をもとに作成
URL http://colah.github.io/posts/2015-08-Understanding-LSTMs/

図4-6 再起型ニューラルネットワークを使った文章分類の仕組み

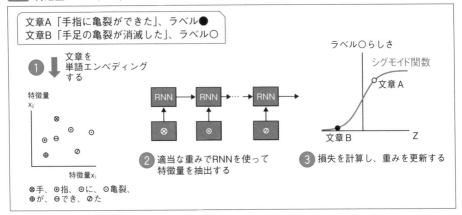

の入力から特徴量を抽出します。この仕組みにより、RNNではシーケンスを扱うことができます（図4-5）。

　図4-6の文章AとBなどのように、文章を患者ラベル（図中●）と健常者ラベル（図中○）のクラスに分類する問題を例にして、RNNを使って文章をクラスに分類する手順を示します。

①文章を単語に分割し、単語エンベディングする
②単語を文頭から順にRNNに入力して特徴量を抽出する
③抽出した特徴量をシグモイド関数で活性化してクラスを推測し、推測と正解の差である損失関数の値が最小になるように重みを学習する

　文章Aを入力したときのラベル○らしさが大きく、文章Bを入力したときのラベル●らしさが小さくなるように重みを学習します。

○ LSTMの登場

　RNNは短期の記憶しかできないことが経験的にわかっています。記憶の期間を長くするために、**LSTM**（Long Short-Term Memory）が登場しました。LSTMは、RNNの中間層をLSTMブロックで置き換えたニューラルネットワークです（図4-7）。
　LSTMでは、過去の情報と現在の入力を使って、過去情報のうち、ある重みだ

178

図4-7 LSTMの仕組み

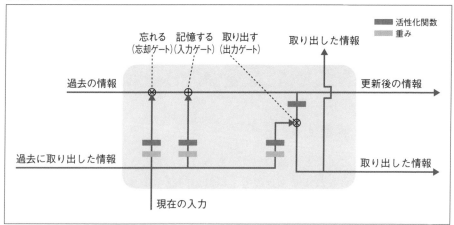

出典：Olah C（2015）「Understanding LSTM Networks」をもとに作成
URL http://colah.github.io/posts/2015-08-Understanding-LSTMs/

け忘れ、ある重みだけ新しく記憶することで、過去情報を更新する仕組みを持っています。情報を忘れる場所を**忘却ゲート**、記憶する場所を**入力ゲート**といいます。また、更新後の情報からある重み分だけ取り出す場所を**出力ゲート**といいます。

　これらの重みは教師データを学習して求めます。ゲートの仕組みによって、RNNよりもLSTMのほうが長めに情報を記憶できることが知られています。

医療における
対話の自動化

○ 文章の組を学習する

患者がいつでもどこでも医師の意見をもらうことができれば、病気の早期に有効な手を打てるかもしれません。患者と医師の対話のように、医療における対話を自動化する検討に使われ始めている方法があります。それは、対話文章の組を学習する方法です。

文章の組を学習する代表的な方法が**シーケンス・ツー・シーケンス**（Sequence to Sequence：**Seq2Seq**）です。Seq2Seqは、RNNを用いて文章の組を学習するエンコーダ・デコーダアーキテクチャです。第3章で、画像とラベルの組を学習することでセグメンテーションするFCNを取り上げました。FCNはCNNを使ったエンコーダ・デコーダアーキテクチャですが、Seq2SeqはそのRNN版になっています。

対話の文章は、単語エンベディング後に、次の手順でSeq2Seqの重みを学習します（図4-8）。次の会話を例とします。

Aさんの発言：「体調どう？」
Bさんの発言：「お腹痛い」

①Aさんの発言をすべてエンコーダに入力し、文章全体の情報を特徴量として抽出する（抽出した特徴量をコンテクストベクトルという）
②コンテクストベクトルと文頭記号BOSをデコーダに入力し、Bさんの発言の第1語を推測する
③第1語とRNNの出力を使って2番目の単語を推測し、この作業を文末記号EOSが推測されるまで続ける
④推測された文章とBさんの発言から損失関数の値を求め、その値が最小になるように重みを更新する

図4-8 Seq2Seqの仕組み

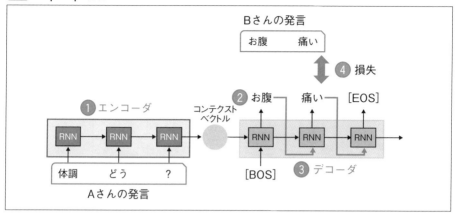

○ 注目すべき単語を目立たせる

　上記のようにRNNを使うことで発言が推測できるようになりました。しかし、長い文章では、RNNやLSTMを使っても入力文のすべての単語をコンテクストベクトルで表すのが難しく精度が出にくいことが経験的にわかってきました。

　この課題を解決するために導入されたのが**アテンション**です。アテンションは文章全体を概観して注目すべき単語に大きな重みを与えることで、その単語を目立たせる仕組みです。たとえば、出力文の最初の単語を出力するために、入力文の単語「体調」に注目すべきなら、「体調」に0.7、「どう」に0.3、「？」に0.0の重みを与えます。そして、その重みと単語エンベディングを使ってコンテクストベクトルを作ります（図4-9）。次の単語を出力するために、入力分の単語「どう」に注目すべきなら、今度は「どう」の重みを大きくします。

　アテンションの重みは教師データを学習して求めます。この仕組みを使うことで、文章が長くてもすべての単語に重みを付けることができるため、長期記憶を実現できるようになりました。

○ アテンションが注目されている

　アテンションは注目すべき単語に大きな重みを与える技術ですが、アテンションという技術そのものに注目が集まっています。注目を集めたきっかけが**トランスフォーマ**（Transformer）という対話技術の登場です。

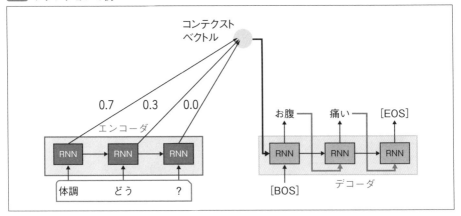

図4-9 アテンションの例

トランスフォーマのアテンションには、**セルフアテンション**と**エンコーダ・デコーダアテンション**があります。どちらも共通する概念がデータベースで使われるクエリ、キー、バリューです。データベースへの問い合わせを**クエリ**、キーワードとその値を**キー**と**バリュー**といいます。

使い方としては、キーとバリューのデータベースを作り、クエリに対応するキーとバリューを取得します。キーとバリューの組は{"Aさん"、"180cm"}、{"Bさん"、"150cm"}などです。「170cmよりも低い人は?」というクエリに対して{"Bさん"、"150cm"}を取得します。

トランスフォーマでは、「体調」のアテンション付き表現を次の手順で作ります（図4-10）。

①文章に含まれるすべての単語に対してクエリ、キー、バリューを作る
②単語「体調」に対して各単語の重みをクエリとキーから求める
③バリューの重み付き平均を単語「体調」のアテンション付き表現とする

セルフアテンションは、エンコーダとデコーダそれぞれで使われます。それぞれの内部の出力をクエリ、キー、バリューへの入力とします。

エンコーダ・デコーダアテンションは、図4-9のようにエンコーダとデコーダをつなぐために用いるアテンションです。

トランスフォーマではこれら2種類のアテンションを導入し、教師データから

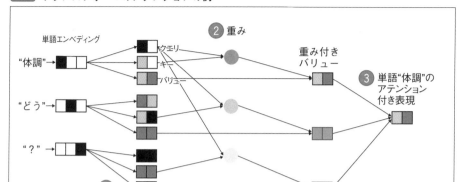

図4-10 トランスフォーマのアテンションの例

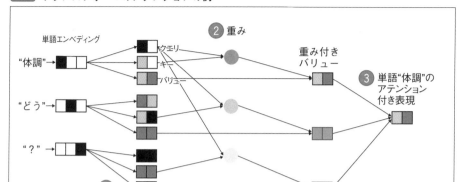

それらの重みを学習することで、精度と解析速度を向上させました。

　ところでRNNはどのように使われているのだろうと疑問に思った方がいるかもしれません。実は、トランスフォーマにはRNNではなく、位置エンコーディングという方法を導入して使っています。位置エンコーディングは、たとえば、「体調」に（0, 0, 0）、「どう」に（0, 0, 1）など、各単語が文章の何番目かを表すベクトルを付けます（図4-11）。トランスフォーマはこの点でも画期的な技術になっています。

　なお、トランスフォーマをベースにした**BERT**という手法が2018年10月に提案されており、BERTは文章分類や固有表現抽出にも高い精度を出しています。

図4-11 位置エンコーディングの例

系列数値データの
さまざまな回帰の方法

○ 系列データのもうひとつの代表格

　前節までは系列データの代表である文章を取り上げました。本節では趣向を変えて、系列データのもうひとつの代表である数値の系列データを取り上げます。

　第1章では日々の運動量などの特徴量から糖尿病を測る指標であるHbA1cの値を予測する式を作りましたが、その際、それぞれの特徴量に比例してHbA1cの値が変化すると仮定しました。比例関係が仮定できない場面では、一般化線形モデルや機械学習などを使って回帰します。本節では、一般化線形モデルの例としてコックス回帰、機械学習の例としてLasso回帰とサポートベクトル回帰を取り上げます。

○ 右肩下がりとなる生存率曲線を表現する

　生存率曲線は、経過期間に対して病気の再発や死亡などのイベント発生数の変化をプロットした曲線です。患者の観察を始めたばかりの頃にはイベントは発生しないので、生存率は1になります。経過期間が長くなるにつれてイベント発生数が増えるため、生存率は右肩下がりとなります。たとえば、動脈硬化症の患者の血圧や脈拍を取りながら経過を観察し、死亡というイベント（イベントという言葉は不謹慎ですが……）までの期間を記録することで生存率曲線を作ります。生存率を目的変数とし、血圧や脈拍などの特徴量と経過期間を用いることで回帰モデルを作ることができます（図4-12）。

　生存率曲線の回帰モデルに**コックス回帰**（Cox regression）があります。コックス回帰は、特徴量（x_1, x_2）と経過期間tを変数として目的変数yを次のようにモデル化します。

$$y = f(t)\exp(a_1 x_1 + a_2 x_2)$$

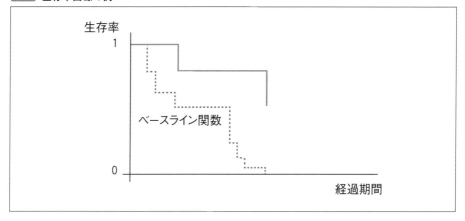

図4-12　生存率曲線の例

この数理モデルで、右辺第1項は経過期間tのみの関数であり、生存率曲線は必ず右下がりになることを表現します。右辺第1項の関数f(t) を**ベースライン関数**といいます。ベースライン関数を用いるため、コックス回帰は生存率曲線の回帰に有効な方法となっています。右辺第2項は特徴量のみの関数になっています。

これらの関数の積で生存率曲線を回帰することにより、経過期間を内挿あるいは外挿したときの生存率を予想することができます。また、患者をベースラインと投薬などの処置をした二群に分けて生存率曲線を作成した際、ベースラインに対する処置の効果を定量的に評価できます。

○ 目的変数に効果のある特徴量を選択する

本節の冒頭で触れたHbA1cの回帰式では、特徴量すべてを使って目的変数を説明しようとします。そのため、あまり効果のない特徴量まで回帰に含まれてしまう可能性があります。目的変数に対して効果のある特徴量のみを選択しつつ回帰式を作る方法があります。それが**Lasso回帰**（Lasso regression）です。

特徴量の選択の仕組みは正則化です。各特徴量の効果の度合いである重みの絶対値の和が最小であるべきという正則化を付けて回帰します。

データ点（x, y）を直線「$y = a_1 x + b$」で回帰することを考えてみましょう（図4-13）。a_1 と b は求める重みです。この回帰では、右上の楕円の中心が求める重みの座標です。しかし、Lasso正則化をするということは、重みの値はひし形を構成する座標のどれかであるべし、という制約を付けていることになります。その

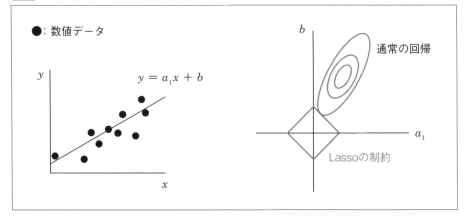

図4-13 Lasso回帰の仕組み

ため、Lasso回帰の重みはひし形と楕円の交点の座標に変わります。ひし形はとがっているため、Lasso回帰の重みの座標が座標の上、もしくはごく近傍に乗っていることがよくあります。たとえば、図4-13では、a_1の値がほぼ0となっています。このとき、目的関数yへの特徴量xの寄与がほぼ0であるため、特徴量xは目的変数に対して効果なしとして取捨されたことがわかります。

Lasso回帰を用いると、たとえばB型肝炎の要因を把握できます。年齢や性別・身長、生活習慣や病歴などの問診とB型肝炎の有無について住民アンケートを取ります。年齢や性別などを特徴量、B型肝炎の有無を目的変数としてLasso回帰を行うことで、B型肝炎の要因を選択することができるためです。

○ データ点の誤差を頑強にする

サポートベクトル回帰（Support Vector Regression：**SVR**）では、サポートベクトルとマージンを使って回帰します。考え方はSVMと似ています。

SVRではSVMと同じようにマージンを考慮するため、データ点の誤差に頑強な回帰モデルを作ることができます。データ点の誤差がマージンに含まれるなら、その誤差をゼロとみなすことができるためです。

SVRにもハードマージンとソフトマージンな回帰がありますが、医療データではソフトマージンな回帰がよく使われます。また、目的変数を特徴量の比例で表せない場合、非線形SVRを使い、SVM同様にカーネルトリックを行って回帰の関数を求めます（図4-14）。

図4-14 サポートベクトル回帰の種類

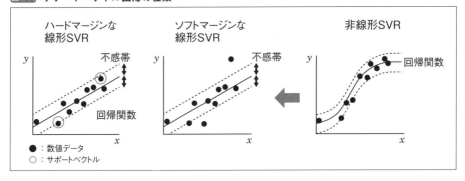

医療データの解析をやってみる

○ Jupyter Notebookを使う

　画像、文章、数字などの医療データの解析には、**Jupyter Notebook**が便利です（図4-15）。解析では試行錯誤することが多いです。Jupyter Notebookはコードにコメントを付けて読みやすくできます。また、1行単位でコードの結果を出力できるため、意図した結果が出力されているかを確認しながらコーディングできるのも便利な点です。

　また、開発言語は、次の3つの理由からPythonを推奨します。

　1つ目の理由は、Pythonはパッケージが充実しているからです。opencv-python、scikit-image、scikit-learnには、第3章と第4章で取り上げた技術の大半が実装されています。パッケージをインストールすることで、手軽に試すことができます。

　2つ目の理由は、Jupyter Notebookと相性がよいからです。PythonはJupyter

図4-15 Jupyter Notebookの使用例

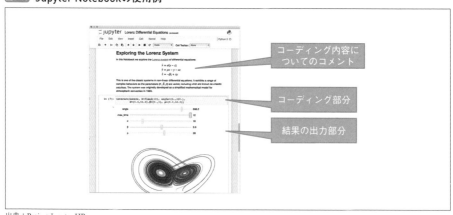

出典：Project Jupyter HP
URL https://jupyter.org/assets/jupyterpreview.png

Notebookのデフォルト言語のため、追加設定が不要です。

　3つ目の理由は、C言語などと比べて文法が直感的だからです。このため、Python言語の初心者がある程度のコードを書けるようになるまでに要する時間は、C言語に比べて短くて済みます。

○ バグ取りに情報共有サイトを使う

　コーディングでエラーが出たら、バグを取らなければなりません。その際に参考になるのが、プログラマーのための情報共有サイトである **qiita.com** や **stackoverflow.com** です。前者が日本語サイト、後者が英語サイトです。

　先輩エンジニアがqiita.comやstackoverflow.comのサイトにエラー内容と解決技術をリストアップしています。この一覧は現在進行形で更新されていますが、既に多くの情報が詰まっています。Pythonは有名な言語のためqiita.comやstackoverflow.comへの投稿数が充実しています。

○ 新しい技術を試す

　「自分にそっくりな人は世界に3人いる」といわれます。あなたが課題解決のためにアイデアを思い付いたとしても、他の3人が既に検討したかもしれません。もしくは、ヒントになるアイデアを検討して論文にまとめ、コードをgithub.comで公開しているかもしれません。

　github.com は、世界最大のソフトウェア開発プラットフォームです。研究会や雑誌に投稿したアルゴリズムは、追試してもらうことを目的に、多くのエンジニアがそのコードをgithub.comに公開しています。

　次の手順を踏むことで、新しい技術を効率よく試すことができます。

①github.comで検索する
②ソースコードを圧縮形式のzipファイルでダウンロードする（git cloneでも可能だが、gitを設定する必要がある）
③デバッグする（開発環境が異なるため、コードが動かないことがよくあるので、上記のqiita.comやstackoverflow.comを参考にする）

　こうした既存の技術を理解して新しい技術を提案し、医療AIにブレイクスルーが生まれることを期待します。

第 **5** 章

医療AIデータの 扱い方

　医療AIを開発するためのデータの扱い方は非常に重要です。間違ったデータで学習してしまうと間違ったAIが出来上がってしまうためです。

　本章では医療AIの研究に頻出のデータとデータ源を紹介します。続いて、データを見る際のポイントや、AI開発の手法として頻出のCRISP-DMについて、筆者の経験談も交えて紹介します。

良質なデータが
成長の鍵となる時代

○ 良質なデータは新しい石油である

　20世紀は、石油が経済成長の鍵を握っていた時代でした。21世紀となり、"Data is the new oil.（データは新しい石油である）" というフレーズに代表されるように、現在ではデータが経済成長の鍵となってきました。アマゾン社はユーザーの購買履歴や閲覧履歴のビッグデータを集め、AIを用いて購買の提案や商品の値付けを行って売上げを年々伸ばしています。

　一方、天文学や実験素粒子物理学といった自然科学の分野においても、膨大なデータを取得して統計解析する動きが20世紀末から積極的に行われています。筆者は2000年代後半に宇宙の加速的膨張の理解を目的とした国際プロジェクトに参加しましたが、そのプロジェクトでは専用の望遠鏡を開発し、巨大なビッグデータベースを構築することから宇宙の研究が始まりました。そこで構築されたデータベースは、現在Webサイトで公開されています。

　このような流れは、まさに医療の世界にも押し寄せてきており、**さまざまなタイプの医療データがデータベースにまとめられWebサイトで公開されています。**ユーザー情報を登録するとフリーにダウンロードが可能な場合もあります。

　データベースとともに、そのデータを使った課題とその解法例も公開されることがあります。これらの情報は、自分のデータを使って医療AIを開発するのに役立ちます。筆者は、未公開の眼底画像データを用いて糖尿病性網膜症を診断するAIの仕様や、開発要素、開発工数などを検討したことがあります。この検討にあたり、公開された眼底画像データと解法例のソースコードをWebサイトからダウンロードし、手元にある計算機を使って、そのダウンロードしたコードを動かしてみました。この経験は、眼底画像データの特性、計算に必要な計算機の性能、開発要素、工数の把握に役立ちました。このように、公開データは自分のデータを用いたAI開発の入り口として非常に重要となります。

　入手するデータは正しいものでなければなりません。正しいデータを大量に学

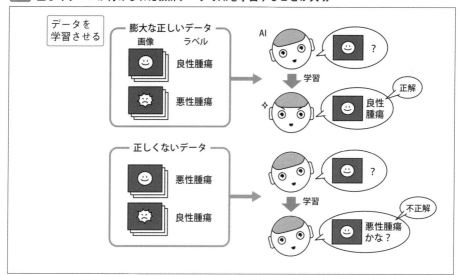

図5-1　正しくラベルが付けられた教師データでAIを学習することが大切

習させることでそのAIは名医になり得ますが、間違ったデータを学習するとAIはやぶ医者といわれてしまうでしょう。たとえば、良性の腫瘍と悪性の腫瘍の画像を膨大にAIに学習させます。その際、「この腫瘍画像は良性、この腫瘍画像は悪性」とラベル付けした画像データをAIに学習させますが、間違ったラベルが付いたデータを学習させるとAIは正しい判断ができません（図5-1）。したがって、データが経済発展の鍵であるように、良質なデータは医療AI発展の鍵といえるでしょう。なお、データの質や収集、教師データ作成の重要性については、第6章で詳しく解説します。

新型コロナウイルス関連の公開データ

○ 代表的な新型コロナウイルス関連の公開データ

　新型コロナウイルスは、2019年11月に中国湖北省武漢市付近で初めて発生が確認された感染症です。その後、感染症の患者数が増加し、WHOは2020年3月に世界的大流行（パンデミック）宣言を行いました。

　新型コロナウイルスはまだよくわからないことが多いため、収集されたビックデータを解析して特性を理解しようとする取り組みが活発です。以下に、新型コロナウイルス関連のデータについていくつか紹介します。

・感染メカニズムの研究に用いられる画像EMPIAR-10404
https://www.ebi.ac.uk/pdbe/emdb/empiar/entry/10404/

　新型コロナウイルスが臓器に感染するメカニズムを調べるためには、顕微鏡による観察が有効です。オランダの研究者たちは、人の腸を人工的に作り出してウイルスを感染させ、顕微鏡で撮影を行いました。撮影された画像はEMPIAR-10404のデータベースに格納されています。また、このデータを用いて、研究者たちは、このウイルスは肺のみならず腸に感染することを見い出しました。

・新型コロナウイルスのコーパスCORD-19
https://www.semanticscholar.org/cord19

　新型コロナウイルスに関する自然言語データセットであるCORD-19が公開されています。CORD-19の収集には、アレン人工知能研究所、チャン・ザッカーバーグ・イニシアチブ、ジョージタウン大学のセキュリティおよび新興技術センター、マイクロソフト社とアメリカ国立医学図書館など、アメリカを代表するAI研究の機関が関わっており、その関心の高さがうかがえます。CORD-19には新型コロナウイルスおよびコロナウイルス群に関する学術文献が2万9,000件以

上含まれており、コーパスとして位置付けられます。

　CORD-19には、社会的距離の有効性、ウイルスの季節性や温度、湿度との関連などが含まれており、有意義な情報が抽出できると期待され、解析が行われています。Kaggleのコンペティション（https://www.kaggle.com/allen-institute-for-ai/CORD-19-research-challenge）にもなっています。

・COVID臨床データ

https://covidclinical.net/

　COVID臨床データは、新型コロナウイルス患者約2万8,000名の病院での検査記録の数値データです。これらのデータは、アメリカ、ヨーロッパ、シンガポールにある96の病院が持つ電子カルテから集約されました。驚くことに、このCOVID臨床データは、2019年11月に中国武漢で初めての症例が報告されてから5カ月後の2020年4月に公開されました。公開したのは、「COVID-19の臨床的特徴付けのための組織（4CE）」で、アメリカのハーバードメディカルスクールを中心に、ヨーロッパ、シンガポールの研究機関が集まって結成されています。このデータベースをもとに新型コロナウイルス感染症についての理解が深まることが期待されます。

・Kaggle UNCOVER Challenge

https://www.kaggle.com/roche-data-science-coalition/uncover

　UNCOVER Challengeのデータは、地域および国の感染率、社会的距離政策、人々の移動など200以上の項目がまとまった表形式のデータです。ジョンズホプキンス大学、WHO、世界銀行、ニューヨークタイムズなどが公開している情報を集約したデータとなっています。これらのデータを解析し、感染リスクが高い集団についての条件、社会的距離の感染率への影響、がん患者の新型コロナウイルス感染率を求めることが期待されています。

・SIGNATE COVID-19 Challenge

https://signate.jp/competitions/260

　シグナイト社は、日本国内の感染者データのキュレーションに取り組んでいます。感染者についてのデータは、各自治体のほか、ウェザーニュース社やジャッグジャパン社から提供されています。ウェザーニュース社からは、流行エリアの

気象データ（https://weathernews.jp/s/covid19-weather/）、ジャッグジャパン社からは、都道府県別新型コロナウイルス感染者マップ（https://gis.jag-japan.com/covid19jp/）が提供されています。情報源が複数あるため、データのフォーマットも複数存在することになります。

　シグナイト社が中心となり、上記のデータを、データ分析可能なデータセットに集約する取り組みを行っています。集約後のデータは、感染の実態抽出、日本国内の日ごとの累積罹患者数の予測に用いられます。このコンペティションは2020年3月19日に開始され、日本国内の感染が終息するまで続けられることになっています。

医療AIの開発に役立つ
公開データの提供元

○ 医療AI開発の難易度検証を優位に進めるためには？

　データがあって初めて、第3章で紹介した技術の開発が可能といっても過言ではありません。公開データの有無、公開データを使ったコンペティションの有無を知ることで、行おうとしている医療AIの開発の難易度検証を優位に進められます。

　難易度検証が優位に進めば、実際のデータを用いた開発を先行できる可能性が高まります。幅広く、医療AIを開発するのに役立つデータの提供元を紹介します。

・カグル社

kaggle.com/

　公開データの提供元として代表的なのが、アメリカのカグル社です。同社はユーザーから入手したビッグデータを解析するIT企業で、2017年にグーグル社の傘下に入っています。カグル社は自社でAIを開発しません。データを公開し、解析手法を公募し、解析精度が高いAIの情報を公開するプラットフォームを運営しています。

　カグル社のサイトには、頭部の腫瘍セグメンテーションのためのデータ、心臓のMRI動画から心房の体積を推定するためのデータ、頭部CT画像から出血領域を検出するためのデータ、てんかん発作を分類する脳波データ、感染症の多い地域を推定するためのシカゴ市で夏季に捕獲された蚊のデータなどがあります。筆者が、糖尿病性網膜症の進行度を判定するAI開発で参考にした公開データはカグル社が公開したデータでした。カグル社のサイトにはその他、衣食住から始まり私たちの生活に関わる約1万9,000種類のデータがあります。アボカドの値段の変動データから家賃相場データなどもあります。

・医療画像のグランドチャレンジ

grand-challenge.org/

　医療画像に特化してはいるものの、画像解析の研究者に重宝されているコンペティションのキュレーションサイトがグランドチャレンジです。オランダのラドバウド大学医療センターとドイツフラウンホーファ医療画像演算研究所が共同でWebサイトを運営しています。グランドチャレンジのWebサイトはカグル社のサイトと同様、データ、課題、上位の手法がリストアップされていいます。

　グランドチャレンジのWebサイトに最初のコンペティションが掲載されたのは2007年度です。それ以降、年々コンペティション数は増加し、2020年度時点で約200のコンペティションが開催され、約200の医療画像データが公開されています。CT画像、MR画像、病理画像が多く公開されています。撮影された器官は多い順に脳、肺、網膜となっています。

・シグナイト社

signate.jp/

　カグル社やグランドチャレンジのサイトとは異なり、シグナイト社のサイトは日本のデータ解析会社が運営しているため、すべて日本語で記載されています。

　シグナイト社のサイトもコンペティションの形でデータが紹介されています。活用できる医療データでは、前述の新型コロナウイルス感染症データを含め、製薬、医薬情報テキスト、脈波に関するデータの4種類があります。上記Webサイトにアクセスして一覧を把握できます。

　日本語で運営されているためアクセスしやすいのですが、カグル社やグランドチャレンジと比べてコンペティションの種類数が少ないです。今後の盛り上がりに期待します。

・言語資源協会

gsk.or.jp/catalog

　言語資源協会（GSK）は電子カルテテキストのコーパスである「模擬診療録テキスト・データ（GSK2012-D）」を提供しています。このコーパスには、医師が診断した文章が大量に収録され、さらに、その文章のうち症状や診断内容に関するフレーズにタグが付けられています。たとえば、「〈c〉左被殻出血〈/c〉」などです（図5-2）。このコーパスは電子カルテから症状を推測するAIの開発などに用

図5-2 GSK2012-Dデータの例

```
<medist>
<text id="I000000001">
<text id="gairai1(doctor)">
<h>○○病院</h>から回復期リハビリ目的で紹介あり。医師紹介状あり。患者本人
および家族が転院希望で脳神経外科受診。病状は、<c>左被殻出血</c>および<c>
下垂体腺腫</c>。身長：155㎝、体重：49.2kg　A）長男夫婦、次男の妻の話。現在
介護保険の申請中。今後自宅介護希望。次男夫婦と同居しており、隣に長男夫婦が住
んでいるため介護力はあると考えられる。
</text>
<text id="gairai1(doctor)">　P）眼科検査を依頼する</text>
</text>
</medist>
```

いることができます。

　GSKは2003年の設立後、日本語テキストデータを解析するAIの開発などに利用できるコーパスを30種類（2021年4月現在）公開しており、GSK2012-Dはそのひとつとなります。

・NTCIRワークショップ

research.nii.ac.jp/ntcir/

　日本語のテキストデータの解析を目的としたワークショップ型共同研究としてNTCIRが1999年から開催されています。このワークショップでは、テキストデータとともにタスクが与えられ、ワークショップの参加者はタスクを解決するためのAI開発を競います。医療関係では、電子カルテに関するワークショップ（NTCIR-11 MedNLPとNTCIR-12 MedNLPDoc）と病気のツイート文章に関するワークショップ（NTCIR-13 MedWeb）が開催されています。

　これらのデータは、電子カルテの解析AIやツイート解析AIの開発に用いることができます。過去のワークショップの一覧は上記サイトに公開されており、データなどを入手できます。

医療データを扱う心構え

○ AI開発者が知っておくべきこと

　突然ですが、ご飯は、お茶碗で配膳されるまでに多くの過程を経ています。農家の方々が田植え機などで米を作り、米穀店が精米機で精米し、料理人が炊飯器などでご飯を炊きます。この際、同じ品種の米であったとしても、農家・米穀店・料理人によってご飯の味の良し悪しが決まります。

　同様のことが医療データについてもいえます。画像やテキストは撮影または記録され、アノテーションされて、AI開発者の手元に運ばれてきます（図5-3）。ここで、撮影装置やアノテーションの方法によってデータの「味」は変わりかねません。おいしいご飯を食べるために、農家、米穀店、料理人がその米を上手に扱うことが大切です。同様に、素晴らしい医療AIを開発するために、医療データへの適切なアノテーションと（画像の場合は）適切な装置による撮影が不可欠です。たとえば、培養細胞の画像データを扱ったAIを開発するには、画像データへのアノテーション、画像の撮影、細胞の培養などを適切に行う必要があるでしょう。医療データを扱うAI開発者は、これらの過程について知っておく必要があります。

　医療データを扱うためにまず大切なのは、**データにアノテーションする過程**です。アノテーションの手法は後述するように複数あります。どのアノテーション

図5-3 AI開発者がデータを受け取るまでには多くの人が関わっている

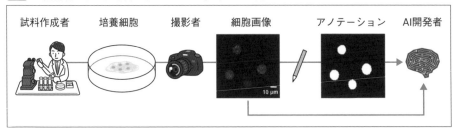

が最適なのか検討が必要になります。精度が良いアノテーションは精度が良い
AIの必要条件です。

　次に注目したいのは、**撮影装置の機種や撮影条件**です。同じ対象を撮影しても
機種や撮影条件が異なると画像は同じにはなりません。また、撮影装置の原理
上、発生してしまう誤差もあります。その扱いを熟知することもAI開発に必要
です。間違った使い方で撮影した画像を使ってAIを開発すると、残念ながらそ
の医療AIは高い精度が出ません。

　また、さまざまな医療データを扱うために適切な技術があるでしょう。

○ さまざまなアノテーションの方法がある

　たとえば、レントゲン画像から腫瘍の部位をセグメンテーションするAIを開
発したいとします。腫瘍を含むレントゲン画像は1万枚あり、そのアノテーショ
ンを10人にお願いして、アノテーションを1人当たり1,000枚担当するとします。
同じ画像に対して10人が果たして同じアノテーションをするでしょうか。おそ
らくそんなことはあり得ません。腫瘍の境界線ギリギリに沿ってアノテーション
する人、腫瘍ではなさそうな領域まで含めてアノテーションする人など、10人の
個性がアノテーション結果に出てきます。

　医療画像を見るためには専門性が必要なため、経験量もアノテーション結果を
変える要因になります。たとえば図5-4で、培養細胞の画像から細胞と背景をア
ノテーションしたいとします。駆け出しのアノテータは右上の細胞を楕円形に
アノテーションしてしまっていて、左下の細胞は細胞と気付いていません。一方、
経験があるアノテータは、右上と左下の細胞2つとも、画素単位で正確にアノテ
ーションしています。筆者はアノテーションの経験がありますが、専門家の結果
との違いに愕然とした記憶があります。AI開発プロジェクトの初期段階では若手
の専門家がアノテータであることが原因で、開発したAIに高い精度が出ていな
いプロジェクトの話を聞いたことがあります。

　そこで、アノテーションの品質を統一するために、**アノテーションの基準書の
作成**をお勧めします。腫瘍の境界線ギリギリに沿ってアノテーションするか、腫
瘍ではなさそうな領域まで含めてアノテーションするかなどをできる限り詳しく
基準書に記しておきます。この基準書は第三者に説明する際の資料としても役立
ちます。

　プロジェクトによって、画像当たりのアノテータの数が1人の場合と何人かの

図5-4 専門家としての経験年数がアノテーションの精度に影響する

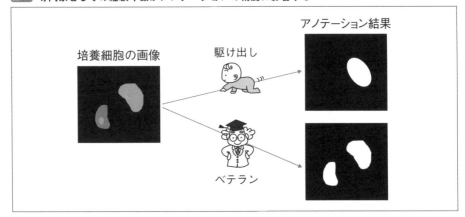

場合があります。1人の場合、アノテーションの判断に困ったとき、適当にアノテーションしている可能性があるため、何人かで行うことが推奨されます。たとえばAさん、Bさん、Cさんのアノテーション結果は画素単位で少しずつ異なります。これを1つのアノテーション結果に集約します（図5-5）。集約方法には5種類あります。最適な集約方法は画像ごとで異なるため、試行錯誤が必要になります。それぞれについて詳しく見ていきます。

図5-5 何人かで同じ画像にアノテーションする

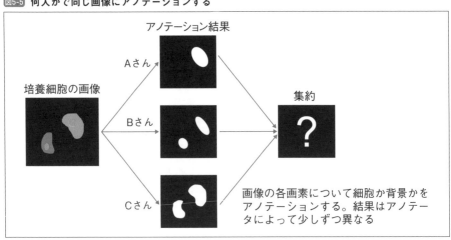

・多数決

　アノテーション結果を画素ごとに見比べ、多数決で最終的な結果とします。例として、3 × 3 サイズの画像の各画素に 0 もしくは 1 のラベルを付けることを考えます（図5-6）。中心画素には 3 人ともラベル 1 を付けたので、多数決を取ると、集約された結果ではラベル 1 となります。

・平均化

　多数決と同様、アノテーション結果を画素ごとに見比べ、平均を取ることによって最終的な結果とします（図5-6）。同じ例で、中心座標には全員ラベル 1 を付けているため、集約結果では多数決のときと同様に、ラベル 1 となります。

図5-6 多数決、平均化によるアノテーション結果の集約

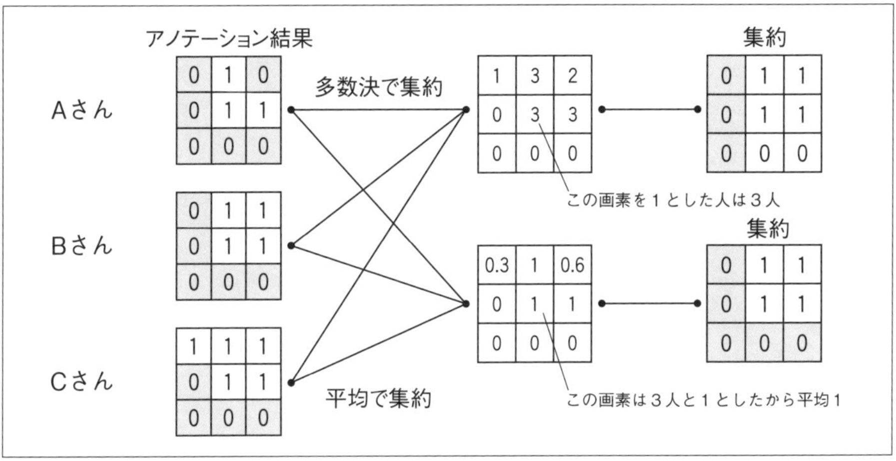

・STAPLE法（Simultaneous Truth and Performance Level Estimation）

　STAPLE 法は、シモン・ワーフィルド氏らによって提案されました。この方法ではアノテーションの結果を見比べながら、画素単位のアノテーションの「正解」を確率的に推定します。推定された「正解」とアノテーション結果を見比べて、それぞれのアノテーション結果に点数を付けます。「正解」に結果が近いアノテーション結果ほど高得点を付けます。

　そして、点数を重みとして複数のアノテーション結果の平均を取ることで結果を集約します。たとえば、同じ培養細胞の画像に 4 人がアノテーションした結果

図5-7 STAPLE法によるアノテーション結果の集約

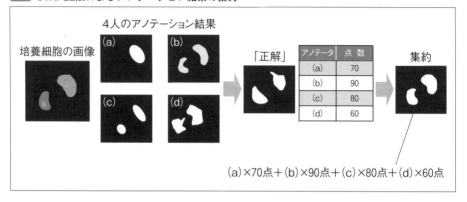

を（a）～（d）とします（図5-7）。アノテータによって（a）～（d）は画素単位で見る
と異なります。この4枚の結果をもとにして「正解」を作ります。ここで、4人と
も細胞とラベルを付けた画素には1.0などと高い確率値を与え、1人しか細胞ラベ
ルを付けなかった画素には0.1などと低い確率値を与えます。「正解」と（a）～（d）
を比べたところ、それぞれに70、90、80、60点と付けられたとすると、それぞれの
点数に従って重みを付け、最終的なアノテーションの集約結果を出力します。

・**SIMPLE法**（Selective and Iterative Method for Performance Level Estimation）

　SIMPLE法は、トーマス・ランジェラク氏らによって2010年に提案されまし
た。この手法はSTAPLE法と似て、「正解」を推定し、点数の重みに応じて平均
を取ることでアノテーション結果を集約します。ユニークなところは、「正解」
とはあまりにも違う結果を除外した上で、改めてアノテーション結果に点数を付
けるところです。図5-8ではアノテーション結果（d）に最も悪い60点が付けら
れているため、結果（d）の重みをゼロとしてアノテーションの結果を集約して
います。

・**ボスの判断**

　これまでに説明した4つの集約手法とは違い、アルゴリズム的な要素はありま
せん。この手法では、アノテーション結果を権威者が比較することによって、ア
ノテーションの正解が決定されます。たとえばアノテーション歴3年のアノテー
タたちの結果を、アノテーション歴30年のボスが比較し、正解を決定します。

図5-8 SIMPLE法によるアノテーション結果の集約

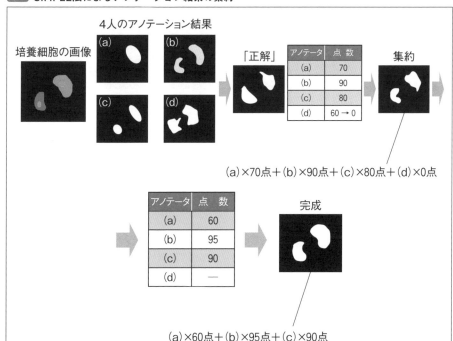

(a)×70点＋(b)×90点＋(c)×80点＋(d)×0点

(a)×60点＋(b)×95点＋(c)×90点

○ 装 置 で 画 像 が 変 わ る

　画像撮影装置には仕様の範囲で製造誤差などの個体差があり、この個体差により取得した画像の雰囲気が変わることがあります。たとえば、顕微鏡ではレンズごとに画像の歪み方が微妙に異なります。予期せぬ要因が含まれかねないため、できる限り単一条件で取得されたデータから扱い始めます。

　AIの性能が良くなったことを確認した後に、少しずつ異なる条件のデータを追加しながら、汎用的なAIを実現させます。装置についてよく知っている装置メーカーと共同開発するのもよいでしょう。

　ここまでアノテーションと装置起因誤差について解説しました。さらに詳しく知りたい方は、2018年の『ネイチャーコミュニケーション』に掲載された「なぜ医療画像解析コンペティションのランキングは注意して解釈されるべきか？」という論文に詳しい記載があるので、そちらを参照してください。

CRISP-DMを構成する
6フェーズ

○ 開発を成功させるためにユーザーとAI開発者が歩み寄る必要がある

　医療AIの開発を成功させる鍵は、**ユーザーとAI開発者の距離をいかに近くするか**です。医療AIの開発者は可能な限り医療現場に行くようにしましょう。また、医師は可能な限りAIのプログラミングを試みてください。これに示唆を与えるのがデータ解析プロジェクトの開発プロセスとして有名な**CRISP-DM**です。

　筆者は医療AI開発に携わり始めて間もない頃、技術者は技術だけ知っていればよいと思っていました。そんな状態でユーザーを訪問する機会がありました。先輩に同行したのですが、ユーザーの話がわからず会話に取り残され苦しみました。そのときに先輩から教わったのが「ユーザーのビジネスを知り、CRISP-DMに従った開発をするとスムーズにAIプロジェクトを進められる」ということです。

　CRISP-DMの正式名称はCRoss Industry Standard Process for Data Mining（業界の枠を超えたデータマイニングの標準プロセス）です。業界に関係なく、データマイニングを行うにあたり標準的なプロセスがあるわけです。このプロセスは1999年度に開かれたCRISP-DMのワークショップによって第1版が提案され、2015年にIBM社によって拡張版が提案されています。

　医療AIを開発する際にも、CRISP-DMに従ってプロジェクトを進めることでプロジェクトが成功に近付きます。CRISP-DMを構成する6フェーズそれぞれを、筆者の経験を交えて紹介します（図5-9）。

○ フェーズ1：ビジネスの状況の把握

　CRISP-DMのフェーズ1は、AI開発者がユーザー、マーケティング担当者（営業）と協力して、ビジネスの状況を把握するフェーズです。本節の冒頭にも記しましたが、筆者の経験上、ユーザーと話が直接通じ合えるAI開発者は強力なアドバンテージがあります。当たり前のことかもしれないのですが、AI開発者は殻

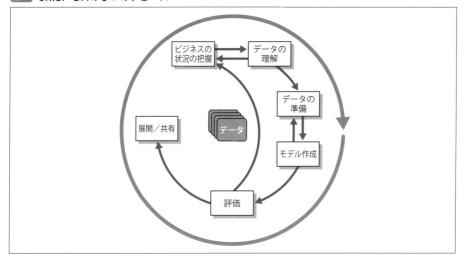

図5-9 CRISP-DMの６つのフェーズ

に閉じこもってコンピュータとばかり会話をせず、ユーザーについて勉強し、ユーザーと会話をしてその人を理解することが必要です。

　AI開発者は**ビジネスにおける課題を理解すること**が大切です。ビジネスにおける課題としてよくあるのは、ユーザーが使っているツールへの不満です。たとえば、「光学顕微鏡で撮影されたZスタックのデータから脳の神経細胞を詳細にセグメンテーションしたいのだが、ツールXを使うとスパインのネックの部分でうまくセグメンテーションできないことが多い」「ある疾患に陽性か陰性かを分類するのにツールYを使っているのだが、どうも分類の精度が悪い」などです。

　課題定義の次に行うのは開発内容の決定です（要件定義）。開発内容は具体的に設定します。開発したモデルを評価するデータ、評価に用いる指標、そしてその指標の値がどれくらいあれば満足なのかを具体的に合意しておきましょう。たとえば、正常と疾患の分類を行う技術を開発する際、評価に使うのは50〜60代の100人の画像で、評価指標はF値、満足できるF値は0.9といった具合です。すべてのデータに使えるAIを開発することは困難です。評価データ、評価指標とその値を合意しておくことで、開発がズルズル長引いて採算が取れなくなることを防ぎます。

○ フェーズ2：データの理解

　次のフェーズは、**データを理解するための専門知識を付けること**です。AI開発者は、ユーザーやマーケティング担当者と会話しながらデータを理解します。このとき、たとえば脳のMRI画像なら、海馬や大脳皮質、側頭葉、前頭葉といったユーザーである医師が使う言葉を知らなければ話についていけず、ニーズに合ったAIは開発できません。ユーザーと打ち合わせをする前には、あらかじめ会話内容を想定して予習しておきましょう。ユーザーが用意しているデータによく似たデータがコンペティションなどで公開しているかどうか確認し、公開されていれば、その公開データを触っておきましょう。

　付け焼き刃の知識では、データを完全に理解することはできません。聞き慣れない器官の名称などが登場するかもしれません。わからないときは恥ずかしがらずにユーザーに質問するようにしましょう。

　学んだことは持ち帰って復習し、正しくデータを理解しましょう。データを間違って理解したまま開発を進めてしまうと、モデルの評価プロセス（フェーズ5）で間違いを指摘されてこのフェーズ2に戻ってきかねません。そうすると、余分な工数が発生してしまいます。

　また、このフェーズでは、**ユーザーが持つデータの項目や量をヒアリングし、追加でユーザーが用意できるデータがあるか確認しましょう**。これにより、AIのモデル作成フェーズ（フェーズ4）において使うべき技術が変わってくるからです。深層学習ではデータサイズが大きいほど高精度なAIモデルができるといわれています。また、データサイズが大きいと、クラウドを用いるなら問題ありませんが、オンプレミスならハイスペックな計算機をあらかじめ用意しておかないと解析処理に時間がかかり過ぎるかもしれません。

　加えて、前述の通り、用意したデータのアノテーションと装置特性を把握します。類似データで開発したAIモデルがある場合、類似データとユーザーデータの差分を明確にし、追加で開発すべき項目をリストアップします。

○ フェーズ3：データの準備

　データの理解の次は、**データの準備**です。AI開発者がユーザーから提供されたデータをAI開発に適したフォーマットに変換します。たとえば、ファイル名がファイルごとに統一されていなければ扱いづらいため、ファイル名のリネームを

行います。ヘッダーファイルがある場合は、ヘッダーの記述が統一されているかも確認する必要があります。このデータ変換プロセスを**データクレンジング**ともいいます。

　この作業は泥臭いものですが、非常に重要です。要求された精度にまったく到達しない要因がAIモデルにあると想定していたところ、実は評価用データのファイル名を付け間違っていたことが原因かもしれません。こんなことがあると、余計な工数が発生してしまいます。

　コンペティションに参加する場合、フェーズ1〜3が既にコンペティション主催者によって整えられているので、次のフェーズ4から始めることができます。それに対し、実際にユーザーから預かったデータを用いる場合、ユーザー、マーケティング担当者、AI開発者が協力し合ってフェーズ1〜3を行うことになります。フェーズ4〜6で成功するためには、フェーズ1〜3の協力が非常に重要です。

○ フェーズ4:AIのモデル作成

　AIのモデルとは、フェーズ1で定義したユーザーの要件を満たすAI技術（第3章・第4章参照）の組み合わせのことです。モデル作成フェーズでは、AI開発者がデータの項目、量、品質を考慮して、顧客の要求を最も満たすAIのモデルを作成します。モデル作成はAI開発者の腕の見せどころです。類似事例を扱うコンペティションが開催されていれば、コンペティションの上位モデルを試してみるのもよいでしょう。

○ フェーズ5:評価

　評価フェーズでは、フェーズ1で定義した評価指標を用いて、フェーズ4で開発したモデルを**評価**します。評価指標の値が目標に達しなかった場合、フェーズ4で開発したモデルを改良する、もしくはフェーズ4とは違う手法を検討するなどの進め方があります。

○ フェーズ6:展開／共有

　モデルの評価が完了し目標を達成したら、次は現場への**展開**（deploy）です。ユーザーの使い勝手が良いツールとなるよう、UI/UXのレイアウトを検討します。また、費用はかかりますが技術力のアピールにもなるため、新規性や進歩性があればアイデアの特許出願を検討します。その上で、販売促進用の資料を作成

します。

　AI開発者が作成したモデルをマーケティング担当者やユーザーに説明し、評価結果を**共有**します。AI開発者目線の説明ではなくユーザー目線でプレゼンテーションをするために、説明する内容を取捨選択し、技術の専門用語をなるべく使わないようにしましょう。

第 **6** 章

医療AIの
現場への応用

　近年、医療AIのベンチャー企業が増えています。AIベンチャーの中でも医療領域は特殊です。その根本は医療が人の健康や命に直接関わることによります。

　本章では医療AIにおけるその特殊性について説明します。ここまでの内容と重複するところもありますが、医師と起業家の視点を加え、実際に医療現場に医療AIを導入する難しさや具体的なプロセスなどについて解説します。

　医療領域はさまざまな分野に細分化されており、各分野における特殊性が存在します。たとえば、眼科、皮膚科、脳神経外科ではそれぞれに特有の病気、診断法、治療法があります。個々の分野を深掘りするときりがないので、本章では一般向けとしてわかりやすさを優先しました。そのため、一部正確性に欠ける部分があることはご了承ください。

適切な医療課題を
見付ける難しさ

○ 医療課題の探索が第一歩

　医療における新しいプロダクトやサービスを開発する際には、**医療課題（現場のニーズ）から出発すること**が推奨されています。それ以外の方法としては、新しい技術を医療に応用できないか考えるアプローチもありますが、そのデメリットとして開発してみたら、実は深い課題がなかったということがあり得るからです。課題から出発することで、プロダクトやサービスを柔軟に変更することができます。

　スタンフォード大学に医療機器イノベーションの「**バイオデザイン**」（http://biodesign.stanford.edu/）というプログラムがあります。日本でも2015年に大阪大学、東京大学、東北大学で導入されました。日本のバイオデザインのプログラムを卒業して医療ベンチャーを立ち上げた方もいます。そのバイオデザインでは、医療課題を深掘ることが重要な第一ステップであると強調されています。

○ 医療課題探索の難所

　医療課題を見付けることは簡単そうに見えますが、実際には容易ではありません。医療現場に携わったことがない場合、ネットの情報やインタビューからでは、適切な課題を見付けることは困難です。それだけ医療現場は特殊であり、情報の非対称性が存在します。新型コロナウイルスの蔓延により現時点では難しいとは思いますが、**医療現場に密着することができればそれがベストな選択**です。エンジニアの方もできる限り直接現場を見るようにすると新たな発見があるでしょう。医療現場に携わったことがないからこそ、既成概念にとらわれることなく、本質的な課題を発見できる可能性もあります。

　医療従事者が課題を探す場合、実体験に基づいているのでリアルな課題です。しかし、その際には次に挙げる2つの注意すべき点があります。

　1つ目は、**課題が細かくなってしまう可能性があること**です。医療分野は細分

化されていますし、病院ごとにルールや作法は多かれ少なかれ異なります。課題
が具体的になるのはよいのですが、小さくなり過ぎていないか、他の分野や他の
病院でも通用する課題なのか、ということを振り返り、課題の広さと汎用性を一
歩引いた視点で見直してください。

　2つ目は、**本質的な課題を見落とす可能性があること**です。医療経験の長さに
もよるのですが、医療従事者は現在の与えられた環境を当たり前と思ってしまう
ところがあります。たとえていうと、子どもと大人の考え方の違いに似ていま
す。子どもは周りの世界が新しく、いろいろな疑問を感じます。一方で大人は長
らく慣れた環境に疑問や違和感を抱かなくなります。それと同じく、医療従事者
も勤務が長くなるとその環境に違和感を覚えなくなります。そのため、探し出せ
る課題の範囲や深さが狭くなることが危惧されます。

　このように、医療従事者の場合でもそうでない場合でも、適切な課題を見付け
ることは容易ではありません。これが正解といえる方法はありませんが、現場と
の接点を持ちつつ、継続的に課題を吟味し続けることが大切です。

　医療課題の現場からの声は、日本医療研究開発機構（AMED）が運営する「**医
療機器アイデアボックス**」（https://www.med-device.jp/db/）で具体的な例を見るこ

図6-1 医療課題の具体例

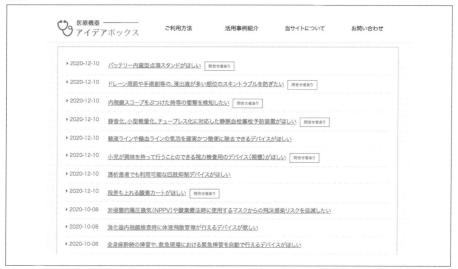

出典：医療機器アイデアボックスHP
URL https://www.med-device.jp/db/

とができます（図6-1）。サービスとしては、医療機器開発に関する医療現場のニーズと中小企業のシーズをマッチングさせることを行っています。

　現場でどのような課題があるかを知るためには、このリストを眺めるとよいでしょう。これを見るとわかりますが、粒度の細かい具体的な課題が列挙されています。前述のように、それはメリットであるとともに、逆に視野が狭くなるというデメリットにもなります。そこも理解した上でこのリストに目を通すと、その後の課題探索に役立ちます。

○ 課題に対する解決策を探る

　課題が見付かれば、それに対する解決策を考えることになります。AIを用いることは目的ではなく**医療課題を解決する手段であること**は常に念頭に置くべきです。たとえば、AIでなく人力で医療課題がよりスマートに解決できるのであれば、それで十分です。ここでは医療課題は特定されており、解決するためにAIが適した手段であることを前提とします。もちろん、近年のAIのすさまじい進歩により、AIを用いて医療課題を解決するという、テクノロジーベースの考え方があることは否定しません。

　解決策を吟味する場合、次に述べるような難所を乗り越えられるかの検討が必要になります。具体的には、「必要なデータは何か？」「そのデータは集められるのか？」「AIでプロダクトが作れるのか？」「医療機器に該当するのか？」「該当するのであれば認証・承認は得られそうか？」「販売したら売れるのか？」といったことです。そして、この一連の流れでどのような人材が必要で、どのくらいの時間とお金がかかり、それぞれ集めることができるのかなど、考えることは山程あります。

　上記の中で下線の部分が、医療分野特有の難所にあたります。この難所がなければプロダクト作成から販売までの時間が短縮され、ユーザーの反応を見てプロダクトを修正するというアジャイル的な開発が可能となります。そうするとプロダクトマーケットフィット（PMF）といって、ユーザーが真に欲しいプロダクトにたどり着きやすくなります。医療の場合は、人の命や健康に関わるため、お試しでやってみることがなかなかできません。

　このようにハードルは高いのですが、逆にいえば競合が入ってきにくいという参入障壁にもなります。また、**社会的意義や強い使命感を覚えることができるのも医療分野の醍醐味**です。

良質な医療データの収集は難しいが、収集できればそれが強みになる

○ 医療データの分類：画像とそれ以外

　医療データにはさまざまなものがあります。**医療画像とそれ以外に分類する**と、機械学習におけるデータの扱いという観点からはわかりやすくなります。

　医療画像には、CT、MRI／MRA、レントゲン、超音波（エコー）、写真（皮膚、眼底など）、病理組織（手術などで採取した組織を顕微鏡で拡大し、細胞1個1個を可視化したもの）、手術動画などがあります（図6-2）。それ以外の医療データとしては、血圧、体温、聴診音、心電図、採血結果、内服薬、過去の病歴、症状や経過（2日前から頭痛がして手がしびれるなど）、診察所見（手が動かしにくいなど）などがあります。また、通常は記録を残していませんが、患者と医師による会話の音声データなども集めることは可能です。

○ データの質

　画像や採血データは客観的ですが、症状や経過は主観的なデータになりやすい傾向があります。たとえば、「頭痛」や「めまい」という症状を客観的に記載するのは困難です（図6-3）。どんな「頭痛」「めまい」なのかは本人にしかわかりません。

　これは、たとえば皮膚に赤い点々ができる発赤とは大きく異なるところです。発赤であれば写真を撮れば客観的な記録として残すことができます。一方で「頭痛」の場合は、その表現として、締めつけられる頭痛、拍動する頭痛、目の奥の痛みなど、本人にしかわからないものがいろいろとあります。また、いつから、どのように変化したのかも、本人に聞かないとわかりません。患者本人ですらうまく表現できないこともあります。

　「めまい」も同じで、ぐるぐる回るめまい、ふわふわしためまい、ふらっとするめまいなどさまざまです。

　これらを患者に聞いて、必要なところをカルテに記載します。その記載の仕方

図6-2 医療画像の例

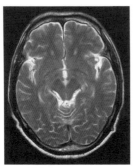

頭部MRI
脳の状態がわかる

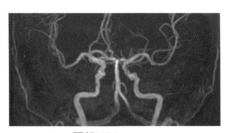

頭部MRA
脳の血管がわかる

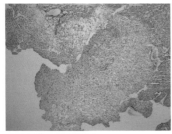

病理画像（低倍率）
手術で摘出した腫瘍を薄く切り染色した
後、顕微鏡で拡大した画像

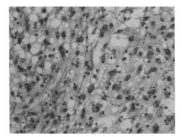

病理画像（高倍率）
細胞1個1個の状態がわかる

も、患者の表現の仕方や各医師により異なってきます。そのため、「頭痛」や「めまい」の症状のデータは扱いが難しいことが推測されます。

　このように**データの質を担保すること**は医療AIにおいてとても大切です。データの質が悪いと、そこからの学習で出てくるAIモデルも魅力的なものにはなりません。これを**Garbage In, Garbage Out**といいます。ごみ（Garbage）のような不良データを入力すると、学習して出てくるモデルもごみ（Garbage）のように不良なものになるという意味です。逆にいえば、プロダクトになり得る良質な結果を生み出すためには、良質なデータを集めることが必須になります。

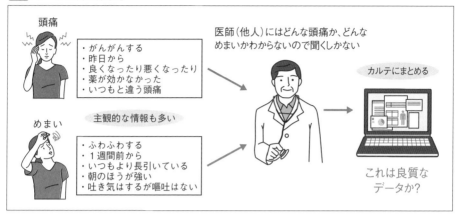

図6-3 データの質の難しさ

頭痛
・がんがんする
・昨日から
・良くなったり悪くなったり
・薬が効かなかった
・いつもと違う頭痛

医師(他人)にはどんな頭痛か、どんな
めまいかわからないので聞くしかない

カルテにまとめる

めまい

主観的な情報も多い

・ふわふわする
・1週間前から
・いつもより長引いている
・朝のほうが強い
・吐き気はするが嘔吐はない

これは良質な
データか?

○ 医療データの分類：時系列

　医療データの別の分類の仕方として、**時系列で考える**のもわかりやすいです。具体的には、**予防→診断→治療・手術→フォローアップ・リハビリ・再発予防**という流れです。特に病気（疾患）ごとに分けて考える場合にはこの分類が役立ちます。

　脳の血管が詰まる脳梗塞という病気を例に考えてみましょう（図6-4）。脳梗塞になると言葉が出にくくなったり、片麻痺といって片側の手足が動かしにくくなったりします。

　脳梗塞の危険因子としては、高血圧・糖尿病などの生活習慣病、肥満・喫煙・多量飲酒、心房細動（不整脈のひとつ）などがあります。健康診断、問診、脳ドックなどでそれらのデータは蓄積されています。また、最近ではウェアラブルデバイスとして身に付けるもので体温や心拍数などを測定することもできます。アップルウォッチでは脳梗塞の原因となる心房細動を検出できるようになってきており、今後、予防に役立つことが期待されています。

　脳梗塞は脳の血管が詰まることにより突然起こります。ある日、突然言葉が出にくくなったり、片麻痺で歩けなくなったりして、症状が強ければ救急車で病院に搬送されます。そこで、頭部MRIなどの画像検査を行い、脳梗塞の診断を行います。採血・心電図検査も同時に行います。

　脳梗塞として診断されると、通常は入院して治療を行います。大きな血管が詰

図6-4 時系列による医療データ（脳梗塞を例に）

予防 → 診断 → 治療・手術 → フォローアップ・リハビリ・再発予防

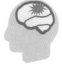
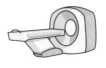

・高血圧・糖尿病
・肥満・喫煙・多量飲酒
・心房細動(不整脈)

| データ内容 | ・健康診断(採血、不整脈など)
・脳ドック
・ウェアラブルデバイスなどによる測定 | ・身体所見の結果(片麻痺など)
・MRI、CTなどの頭部画像検査
・採血・心電図など | ・脳血管内手術
・点滴・内服
・早期リハビリ
・原因検索の検査 | ・高血圧・糖尿病などの管理
・内服(再発予防)
・リハビリ |

まり、発症から数時間以内であれば、脳血管内手術（カテーテル手術）で詰まった血栓を取ることを試みます。発症からどれくらい早く血栓を取れるかで後遺症の程度が変わってきます。1分1秒を争うため、"Time is Brain" といわれています（時は金なり、"Time is Money" にかけています）。そのため、この過程では「時間」が重要な要素であり、現場ではさまざまな時間関連のデータを取っています。たとえば、救急車で運び込まれたときから手術が始まるまでの時間も細分化して記録を付けていることが多いです。

　手術の有無にかかわらず、点滴・内服・リハビリの治療は行うことが一般的です。脳梗塞の原因検索を行い、適切な治療を行っていきます。退院後は再発予防や、糖尿病・高血圧などの管理を行っていきます。

　この一連の流れでさまざまな医療データが取得できます。どのようなデータが必要になるかは、解決したい医療課題に依存します。一連の流れのデータが必要になることもありますし、1つのステップ（たとえば予防のみ）のデータで十分なこともあり得ます。

○ 医療データの収集

　AIで学習するのに十分な数の医療データを収集するにはどうしたらよいでしょうか。ネットから入手することもできます。具体的には、第5章で解説したように、論文やKaggleのようなコンペティションサイトから特定の医療データにアクセスできます。何千枚という医療画像データが提供されていることもあります。通常、これだけの医療画像を自分で集めようとすると、費用や時間が膨大に

なります。それが無料でダウンロードできるのですから大変貴重です。

　これらのデータの良い点は、**アノテーション**という標識が付いていることです。たとえば肺のCT画像に対し、肺がんかどうかの診断や、どの部位が肺がんかの標識が付けられています。これは機械学習を行う際には不可欠な情報であり、データを用いてすぐ機械学習に取り組めるようになっています。

　一方で、これらのデータの欠点もあります。それは、**提供されたデータとテーマに縛られてしまうこと**です。たとえば肺のCT画像から肺がんを検出するコンペティションでは、肺がんのタイプを識別することや、肺炎も検出したいというテーマの拡張は困難です。また、データ数が足りない場合に増やすことも容易ではありません。

　これらの欠点を克服するためには、**自分たちで新しく医療データを収集する**必要があります。しかし、必要なデータの多くは病院やクリニックが保有しており、後述するように、そこからデータを取得することは容易ではありません。日々の生活における血圧、心拍数、体温などのデータであれば患者から直接提供してもらうルートもありますが、一人一人から良質なデータを数多く集めることは大変です。どちらの場合も簡単ではありませんが、簡単ではない分、多くのデータが収集できれば、それが企業にとっての強みや資産になります。

　解決しようとしている医療課題が世界共通であれば、海外にも目を向ける必要があります。医療データの入手を含め、医療開発が行いやすい国に行くベンチャー企業もあります。そのような国でより進んだ医療AIの開発が行われていることが多々見られます。具体的には第1章で述べたように、アメリカ、中国、韓国などにおいて、医療AIの開発が盛んであり、ディープラーニングを用いた医療AIプロダクトも多く販売されています。

　また、**電子化されたデータの入手が難しいこと**もあります。たとえば、高血圧症の患者の多くは自宅での血圧を血圧手帳に手書きで記入しており、スマートフォンに連動して記録している方はほとんどいません。また、多くの場合、病院で血圧を測定しても、それを電子カルテに手入力しているのが現状で、測定値は規格化して保存されてはいないため、抽出することは容易ではありません。

　このように医療データの収集にはいくつかの方法があり、それぞれ一長一短があります。**どのようなデータが必要なのかを深く検討した上で集めること**が重要です。

○ 個人情報の扱いに注意が必要

　病院から医療データを入手することは簡単ではありません。重要な理由のひとつは**医療データが患者の個人情報にあたることが多いから**です。個人情報を提供する場合は、何らかの形で患者の同意が必要となります。匿名化して個人が特定できないようにすれば個人情報ではなくなりますが、病院にとって匿名加工すること自体に手間がかかります。

　医療データの取得にはいくつかの方法がありますが、データを提供してもらうためには、一般的には病院にとってのメリットが必要です。大学病院や基幹病院などの大きな病院であれば、共同研究として論文が出せるようにするのもひとつの方法です。ただし、**知財・特許についての取り決め**には注意が必要です。データを購入する方法もありますが、お金を払えば提供してくれるという単純なものではありません。いずれにしても、病院とデータ提供に関する契約を締結するには時間がかかることが多いです。

　他にも倫理委員会での承認などさまざまな論点があります。

○ キーオピニオンリーダー（KOL）や学会との連携

　テーマに該当する分野の権威の先生と組むことができるとデータ提供を受けやすくなります。権威の先生は**キーオピニオンリーダー**（Key Opinion Leader：**KOL**）ともいいます。KOLの先生と強いコネクションを持つことは、データ提供のみならず、プロダクトに対するフィードバックの享受、臨床試験の遂行、プロダクトの販促にも重要な要素となります。

　また、テーマに該当する学会と連携できると、データの入手からプロダクト開発・販売までがスムーズになります。医療AIに興味を持っている医師は増えているので、学会で発表したり展示したりすることにより、医師のほうからアプローチを取って協力してくれることもあります。

○ 医師視点での教師データ作成の重要性

　第5章でも解説しましたが、**教師データの作成（アノテーション）**はデータの質と同じく機械学習においてとても重要です。ここでは、医師の視点から改めてその重要性を簡単に述べておきます。

　たとえば、頭部CT画像から脳出血を検出するAIを考えます。これは北米放射

図6-5 頭部CT画像から脳出血を検出する

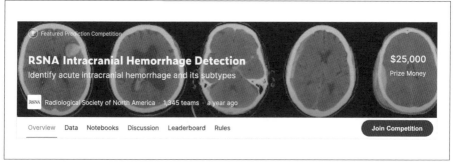

出典：kaggle HP「RSNA Intracranial Hemorrhage Detection」
URL https://www.kaggle.com/c/rsna-intracranial-hemorrhage-detection

線学会（RSNA）のコンペティションにありました（図6-5）。また、2020年には日本において、頭部CTから脳出血を検出するなどの機能を持つ読影支援ソリューション（Abierto Reading Support Solution）がキヤノンメディカル社から発売されました。

　脳出血は頭部CTでは白く写るので比較的認識しやすいのですが、わかりにくいものもあります。さらに脳出血発症からの時間によっても見え方が変わってきます。時間経過とともに白から黒に変化します。脳出血直後、1週間後、数週間後では見え方がかなり異なります。たとえば図6-6に示した症例では、20日後には出血が吸収されて、一部がやや黒っぽく見えるようになっています。同じ脳出血でも頭部CTを撮影するタイミングによって見え方が異なるのです。

図6-6 頭部CT画像の脳出血の時系列変化

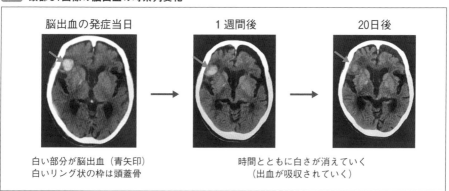

脳出血の発症当日　　　　　1週間後　　　　　20日後

白い部分が脳出血（青矢印）　　　時間とともに白さが消えていく
白いリング状の枠は頭蓋骨　　　　（出血が吸収されていく）

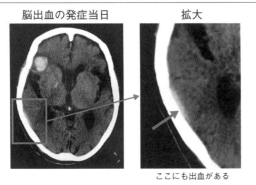

図6-7 見逃しやすい脳出血

脳出血の発症当日 / 拡大 / 20日後

ここにも出血がある

20日後には消えている
（わかりにくいときには、変化を
見て判断することもある）

　さらに、脳出血かどうか、どちらともいえない微妙なものも存在します。その
ような場合、医療現場では、患者の症状とあわせて判断したり、時間を空けて頭
部CTをもう一度撮影したりします。複数回撮ったCTを見比べて、時間的な変
化を確認して脳出血かどうか判断します。図6-7の細長い脳出血はわかりにくい
ですが、専門的には脳出血と判断できます。ただ、よりわかりにくい場合もあ
り、時間経過で変化するのであれば脳出血と判断することもあります。逆に時間
経過で変化しない場合は、脳出血と判断することには否定的であり、専門的にな
りますが、石灰化などの可能性を考えたりします。

　また、詳細は割愛しますが、医療現場では頭部手術の既往歴がある患者の頭部
CTを撮影することもあります。手術機材であるコイル、クリップ、チューブな
どが頭蓋内にあり、その周囲が白く写ることで出血かそうでないかの判断が困難
になることがあります。その場合も、以前撮った頭部CTと時系列で比較するこ
とで、出血かどうかの判断を行います。時には、以前の頭部CTは他の病院にし
かないため、取り寄せることもあります。

　このような医療現場で実際に行われていることを考慮すると、時系列画像を集
めることも教師データの質を高めるためには必要な作業のひとつです。しかし、
時系列画像を病院から集めることは1つハードルが上がります。データとアノ
テーションの質を高めることは容易ではありませんが、少なくとも、このような医
療現場の事実を知っていることが大切です。

　そのためには**エンジニアと医師の良好なコミュニケーション**が必須です。エン

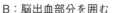
図6-8 教師データ（アノテーション）の例

A：脳出血「あり」　　B：脳出血部分を囲む　　C：脳出血部分を塗りつぶす

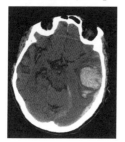 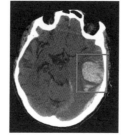 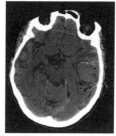

頭部CTにおいて、(A) 脳出血「あり」とラベルを付ける、(B) 脳出血の部位を四角で囲む、(C) 脳出血の部位を塗りつぶす、という複数の教師データの作成方法がある。特に (B) や (C) は曖昧さが残るため、ルール決めが必要

ジニアであれば医療現場を見学したり、医療系の学会に参加したりしましょう。医師であれば、機械学習・ディープラーニングを学ぶのがよいでしょう。今はネットで簡単に学べるので、アノテーションの違いがどのような影響を与え得るのかを簡単なモデルで体感してください。

　このように曖昧なところがあるため、頭部CTの診断モデルを作成しようとした際には、脳神経外科医や放射線科医などの限られた専門の医師でないと良質な教師データは作れません。さらに**アノテーションのルール決めも必要**です。専門医師でも迷う場合に、どのようにアノテーションするのかを決めておかなければなりません。それにより、モデルの精度が変わってくるからです。そのため、良質なデータと同じく、もしくはそれ以上に良質な教師データはその企業の強みになります。

　図6-8にアノテーションの例を掲載しておきます。頭部CTの脳出血に対するアノテーションで、「脳出血あり／なし」、脳出血部分を四角で囲む、塗りつぶすなどの複数の方法があります。これは機械学習のために行うものであり、専門の医師は通常、アノテーションの経験がないため、どのようにアノテーションするかというルールをエンジニアから指示する必要があります。

　アノテーションの質により、**モデルの精度も大きく左右されます**。そのため、アノテーションはデータの質とともに機械学習にはとても大切なものです。アノテーションには膨大な時間もかかります。したがって、データ量と同じく教師データも企業にとっての競争優位性になります。

医療AIのプロダクト開発における注意点

○ UI/UXの重要性

　医療データを取得し、教師データの作成（アノテーション）を行うことができれば、機械学習を用いてモデルを作成できます。この段階になるとコンペティションと似て、いかに精度を上げていくかが重要な指標となり、エンジニアとしての腕の見せどころでもあります。しかし、実際にプロダクトを世に出して販売するまでにはいくつかの乗り越えるべきハードルがあります。ここではそのハードルについて、医師・ベンチャー企業の視点から述べていきます。

　第2章で解説した通り、医療AIのプロダクトは少しずつ承認され販売され始めていますが、まだ現場には広く浸透していないのが現状です。基本的には今までにないタイプのプロダクトですので、現場にいる医師は使い方に戸惑うかもしれません。新しもの好きの医師もいますが、逆に好まない医師もいます。医療現場にプロダクトを導入することは、病院にいるすべての医師に受け入れてもらい使ってもらう必要があります。そこで**プロダクトのUI/UX**が重要になってきます。

　「どのように操作するのか？」「どのように表示するのか？」などのUI/UXは、場合によっては医療AIの精度以上に重要になってきます。具体的な例を1つ示します。第2章でも紹介しましたが、下部内視鏡検査においてポリープなどの病変があると指摘してくれる診断支援AI（Endobrain EYE）がオリンパス社より販売されています（図6-9）。病変があるときは、周辺が黄色く光ります。病変がどこにあるかは指摘してくれず、医師は自分で探すことになります。この周辺を光らせるUI/UXはオリンパス社が特許取得しています（特開WO2018-198327号）。未開の地ですので、UI/UXでも特許になり得たのだと思います。

○ 医療機器の該当性

　医療機器の該当性については、既に第1章で解説しましたが、ここではより実践的な観点から見ていきます。

図6-9 UI/UXの例

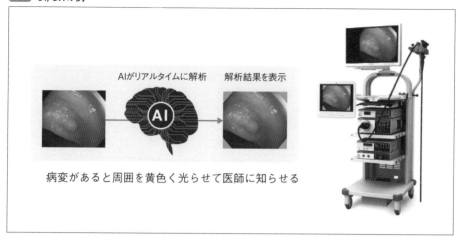

AIがリアルタイムに解析　解析結果を表示

病変があると周囲を黄色く光らせて医師に知らせる

　医療機器の該当性は医療AIのようにまだ実例が少ない場合は、グレーゾーンが広く、判断に迷うものも少なくありません。企業としてどのような戦略を立てるかは、**プロダクトの中身や、医療機器にするメリット・デメリットを考慮して決めていくこと**になります。もちろん、明らかに非医療機器もしくは医療機器となる場合は検討する必要はありませんが、プロダクトの中身や使い方・場面により変わる場合もあります。機能を減らしたり、教育目的にしたりすることで非医療機器として販売する戦略もあります。一方で、最初から医療機器にして競合が入りにくいようにする考えもあります。医療機器の該当性の判断は各都道府県の薬務課に問い合わせることになりますが、どこまでなら非医療機器なのかを確認することで企業の戦略に取り入れることができます。

　非医療機器とするメリットはスピードとコストです。届出・認証・承認のプロセスとコストが不要であり、プロダクトが完成したらすぐに販売できます。完成していなくてもベータ版として出すこともできます。機械学習の特徴である追加学習して機能が向上した場合には、それにアップグレードすることが容易です。UI/UXも自由に変えられるので、ユーザーからのフィードバックも反映させやすくなります。医療機器の場合は、これらの点がデメリットとして現れてきます。

　一方、医療機器でプロダクトを出すメリットは、参入障壁と信頼感です。競合他社が同じプロダクトを作ったとしても医療機器の認証・承認プロセスには時間とコストがかかります。また、買い手である病院としても、医療機器のほうが安

心感がありますし、プロダクトの価格も高く設定できます。

　このようなことを検討しながら全体の戦略を決めていくことになります。まず非医療機器で入り、その後、機能を拡張して医療機器として入るという段階的な戦略もあり得ます。

○ 医療機器の認証・承認プロセス

　医療機器の認証・承認プロセスについても既に第1章で解説しましたが、同様に実践的な観点から見ていくことにします。

　医療機器に該当する場合、医療AIのように新しいものの場合、クラス分類や認証・承認の分類にグレーゾーンが生じます。そうしたときには、医療機器の承認機関である**PMDA**（医薬品医療機器総合機構）の無料事前相談を活用するとよいでしょう。薬事の特殊性は高いため、薬事に明るい方に同席してもらうのが望ましいです。また、後述するMEDISOなどの無料相談を利用するのもお勧めです。

　細かくなり過ぎるのでこれ以上は深入りしませんが、重要なことは**プロダクトの開発初期からこの薬事戦略を検討しておくこと**です。予定通りにいくことはないと思いますが、早めにこうしたハードルがあることを知り、どのような選択肢があり得るのか、それぞれの時間とコストなどを把握しておくことが大切です。

　ただ、医療機器を開発し販売までたどり着いたベンチャー企業の中には、「医療機器の承認プロセスがこんなに大変だとは知らなかった。最初からこの大変さを知っていたら、やっていなかったかもしれない」という声もあり、矛盾するようですが、詳しくなり過ぎると保守的になってしまうのかもしれません。

○ 海外における医療機器の認証・承認プロセス

　医療機器のひとつの魅力は、**日本で作ったものでも世界に広がり得ること**です。ただ、海外展開するためには各国において医療機器の認証・承認プロセスを経る必要があり、国ごとにそのプロセスは異なります。そのため、日本で医療機器として薬事を通しても、海外で販売することはできません。

　日本のPMDAに相当するところは、アメリカであれば**FDA**、EUであれば**CEマーク・MDR**です。それぞれ基準が少しずつ違うため、薬事を通すための期間・コスト・難易度が異なります。医療機器は国内だけにとどまらず海外にも販売できる魅力を秘めていますが、各国のこのプロセスが大きなハードルになります。これもプロダクト開発の初期から検討し、準備しておくことが大切です。

医療機器の販売

○ 保険診療・保険点数

　医療機器の販売価格は自由に決められます。たとえばコンタクトレンズ、メガネ、CT、MRIなどは医療機器ですが、それらの販売価格はメーカーによって自由に設定されています。一方で保険診療としてCT撮影、MRI撮影、心電図測定などを受けた場合は価格が決まっています。

　医療AIを販売する場合、まずは**誰にお金を払ってもらうか**を考えないといけません。大きく分類すると、病院・クリニック、医師、患者、企業に分かれます。誰に払ってもらうのか、実際に払ってもらえそうかを検討します。医療機器に**保険点数が付いている**と病院の購入インセンティブが上がります。保険点数が付いていることは、その医療機器を購入し使用することで、保険点数分の収入を得ることができるからです。

　ただ、医療費削減が国レベルで求められる中で、保険点数を取る（保険収載される）ことは容易ではありません。

　現時点（2021年4月）で、日本において、機械学習を用いた医療機器AIで保険点数が付いているものはありません。そのため、病院に購入してもらうためには、別の方法でメリットを示す必要があります。医療AIに対する国の方針・政策にも依存するところが大きいです。医療AIの競争は世界中で激化しており、日本の医療AIが発展し海外に広まるためには国の支援も重要な要素のひとつです。

知 財 ・ 特 許

○ 競 争 優 位 性 ・ 参 入 障 壁 と し て 知 財 ・ 特 許 は 非 常 に 重 要

医療AIに限ったことではなく一般論ですが、競争優位性・参入障壁として**知財・特許**は非常に重要です。また、自分たちのプロダクトが他社の知的所有権を侵害していないかを確認することも重要です。これを**FTO調査**（Freedom To Operate）といいます。FTO調査を含めた知財戦略は弁理士や特許事務所に依頼することが多いです。近年、特許庁のIP BASEというサポートや、IPASというベンチャー企業を支援するアクセラレーション・プログラムが充実しているので、それらを活用するとよいでしょう。

また、医療系プロダクトは世界に広げられる可能性があるため、海外進出を考えている場合は、海外での特許取得も重要になってきます。ただし、特許取得までの費用や時間は国内以上にかかるので、タイムラインを考えておく必要があります。

国内における医師の知財に関する意識はまだ高くないと感じています。機密保持契約（NDA）の締結や特許出願についても、注意を払っている医師は多くありません。やはり現場が優先で、学会発表をしたり論文を出したりすることが知財よりも優先されています。

そのため、ベンチャーとして起業する際には、**事業アイデアを考える段階で知財戦略も考えておくこと**が望ましいです。そうしないと、インタビューや試作品（MVP）などの際に情報が外に漏れてしまい、特許が出せないことにもなりかねません。

チーム・人材

○ 医療関係者とエンジニアがそろっているのが望ましい

　医療AIベンチャーの創業者は医師などの医療関係者もしくはエンジニアであることが多いです。医療関係者であれば現場の課題を知っており、現場とのネットワークもあります。一方でエンジニアはAIの技術を持っているので、機械学習の技術を医療に応用できないかという観点からビジネスを立ち上げます。

　理想的には**創業時に両者がそろっていることが望ましい**ですが、簡単に見付かるものではありません。そのため、エンジニアが立ち上げた場合はアドバイスしてくれる医師を、医師が立ち上げた場合は手伝ってくれるエンジニアを探すことになります。また、両者の間で良好なコミュニケーションを図ることも重要です。そのためには、お互いが相手の領域の知識を得る必要があります。具体的には医療関係者であれば**ディープラーニングを触ってみること**が大切です。現在はネットで簡単かつ無料で体験できます。そのため、ここのハードルはそれほど高くありません。一方でエンジニアは**医療現場を実際に見ること**が大切です。

　医療関係者とエンジニア以外にも、事業を進めるためには経営戦略・薬事・財務・人事・資金調達・知財戦略などさまざまな要素が必要であり、それらの経験を有する人がメンバーにいることが望ましいです。一方で最初から全員がそろうことはないため、アクセラレーション・プログラムなどの支援を受けたり、足りない中で失敗を繰り返したりしながらも進めていくのが実際のところでしょう。

　メンバーのコミット度合いも重要です。最初はそれぞれに本業がありながら事業を開始し進めていくことも多いと思います。一般的には、どこかのタイミングで今働いている企業を辞めてフルコミットすることが必要です。そうすることで、助成金やベンチャー・キャピタル（ＶＣ）からの資金調達も得やすくなります。本質的には事業に費やせる時間が最大化されることで、ベンチャーの強みとなるスピードが上がります。実際には、特に医療従事者は、現場勤務を少し継続していることも多いです。金銭的な理由と現場の感覚を維持するためです。

資金調達・サポート機関

○ 販売できるまでには時間がかかる

　医療機器としての医療AIの場合、薬事承認を経なければならないので、製品が完成していても販売できるようになるまでに時間がかかります。最低でも2年くらいは売上げがなく、支出のみになります。売上げが出て利益が出るまで、助成金や投資家などから**資金調達**を行う必要があります。

　医療系の助成金では**AMED**が有名です。AMEDは国立研究開発法人日本医療研究開発機構の略であり、医療系の基礎研究・臨床研究や、そこからの実用化に対する支援をしています。採択されれば、億単位の助成金を得ることもできます。ベンチャー・キャピタルなどの投資家から出資してもらうのに比べると、金銭的なリターンを求められていないことは利点となります。今まで述べてきたように、医療機器の開発にはさまざまなハードルがあり、時間もかかるため、このような助成金をうまく利用することが重要です。

　医療分野はさまざまな専門知識が必要になります。さまざまなサポート機関がありますが、代表的なものとして**MEDISO**（Medical Innovation Support Office）があります。厚生労働省からの委託で医療系ベンチャーのトータルサポート事業を行っています。何回でも無料で相談でき、医療系のさまざまなバックグラウンドを持った人たちが相談に乗ってくれます。

　このように資金調達やサポート機関の支援を受けながら、医療機器AIの開発を行い、医療機器の承認を得て、販売に至る、という流れになります。これまで述べてきたように、医療AIは他の領域のAIに比べて特殊性が高いため、この一連の流れでいかにハードルを乗り越えていくかが重要になります。医療分野は人の命や健康に直接関わるため、社会的貢献も大きいです。

第 7 章

医療AIベンチャー
VUNO社インタビュー

医療AIベンチャー
VUNO社インタビュー

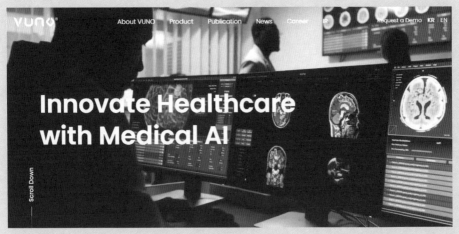

聞き手：石井大輔

　韓国の成長著しい医療AIベンチャーであるVUNO社にインタビューの機会を
いただき、同社のCEOとCTOのお二人から本音でお話をうかがうことができま
した。

　VUNO社は、2014年に創業した韓国の医療AIのスタートアップにおけるリー
ダー的存在です。現在の社員数は116人で、VUNO Medシリーズとして診断補助
AI商品をメインに5つの研究開発と販売を行っています。2021年2月には韓国株
式市場にIPOを果たし、日本からはSBI証券社の投資を受けています。

　東アジアの中では、日本、中国、韓国が特に医療AIの投資やスタートアップ、
技術革新が盛んな国です。14億人もの人口を抱える中国が、国内だけでも途方も
なく大きいことはいうまでもありません。それに対し、日本はおよそ1億2,000
万人という人口ですが、医療のインフラが大きい、高齢化が進んでいる、といっ
たことから特にベンチャーの発展や上場に十分な市場規模があります。

　反面、韓国の医療AIベンチャーは、政府の政策もあり、国外の市場に目を向けています。そのため、日本のAI会社の主流であるスクラッチ受託開発を避け、越境しても営業しやすい医療機器などにより短い工数で組み込みやすいソリューションにこだわっています。つまり、韓国企業のVUNO社は日本の企業と比べて、より社会実装が容易なテーマ別ユニットのAIソリューション開発に特化し、世界シェアを獲得するために進出先の国にあるローカルパートナーと労せず組めるようなソリューションパッケージを用意しています。日本企業はベンチャー・大企業問わず、医療の診断プロセスやハードとソフトのつなぎ込みの部分など、どこを押さえるかにばらつきがあります。VUNO社はこれと対称的で、磨くところを磨きまくり、捨てるところはバッサリ切り捨てています。

　韓国は大統領制であり、日本と違う仕組みです。国のサイズから考えても、大胆な政策を取りやすいです。人口も日本の半分以下のおよそ5,000万人のため、多くのビジネスにおいて外貨獲得を目指す戦略が大半です。直近でいうと、男性ヒップホップグループであるBTSを抱える芸能事務所の時価総額1兆円を超える大型上場もありました。

　シンガポールが超前向きな輸出国というより、東南アジアの中心という地の利を活かした中継地（ハブ）的な機能を果たすことが多いことを考慮すると、民主主義で、世界市場に向けて医療AIを推進する好例が韓国です。このことから、韓国の代表的な医療AIベンチャーVUNO社の考え方を知ることは有益です。

　それでは、お話をうかがっていくことにしましょう。

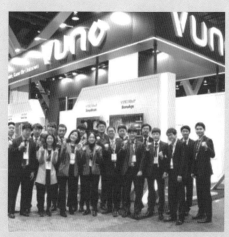
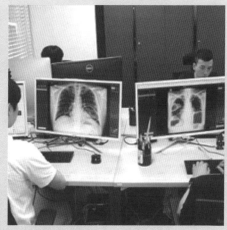

interview

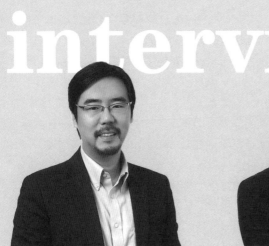
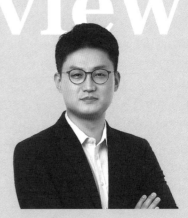

キム・ヒュンジュン

VUNO社CEO。
韓国政府第4次産業革命諮問委員会デジタルヘルス分野のアドバイザリーボード。MFDS（KFDA＝韓国FDA）のAI諮問委員会のメンバー。サムソン先端技術研究所にて勤務経験。インハ大学にてコンピュータサイエンスの博士号取得。KMDIA（Korea Medical Device Industry Association）、KOVA（Korea Venture Business Association）、AIIA（Artificial Intelligence Industry Association）などのディレクターを務める。

チョン・キュファン

VUNO社CTO。
韓国人工知能委員会（KSAI）・韓国画像情報委員会（KSII）の医療分野ボードメンバー。SKテレコムとサムソン先端技術研究所にて勤務経験。POSTECHでインダストリアルエンジニアリング博士号取得。KSAIM（Korean Society of AI in Medicine）とKSIIM（Korean Society of Imaging Informatics in Medicine）のディレクターを務める。

○ クラウドサービスでの従量課金を目指す！

――韓国政府の医療AI研究とビジネスに関する戦略を教えてください。日中と比べてどう違うのでしょうか？

キム・ヒュンジュン　世界の医療機器産業で韓国のシェアは1～3％台と非常に低く、アメリカや日本にあるような屈指のグローバルベンダーにあたる国内企業がありません。しかし、医療機器産業はその利益率が高く、将来の成長産業として有望であるといった点から国家レベルで注目されており、次世代への成長セグメントとして明確に認識されていました。

そうした中で、AI技術の発展は、医療分野においてもブレイクスルーをもたらしました。データに基づいたAIベースの医療機器ソフトウェア（SaMD：Software as Medical Device）の

新しい成長市場が生まれたのです。

　韓国では大規模病院のトップ5がソウルに集中しており、1日ですべてを訪問できる距離にあるといった独特な医療環境が整えられています。韓国の人口がソウル（全国5,000万人中の1,300万人）に集中しているからです。

　こういった状況から、大規模病院は全国単位の膨大なデジタル化されたデータを確保できるようになりました。1999年からフィルムベースのX線の測定値をデジタルに変換させるために、韓国政府は方針を転換しましたが、それから20年が過ぎた現在まで適用されています。これにより、最長20年間のデジタル画像アーカイブを韓国の大型病院では体系的に構えることになりました。豊富なデータはAIの開発における源となり、この体系的なデータ環境はAI人材を次々に医療分野に参入させています。まだAI医療機器の市場規模は大きいとはいえず、ビジネスモデルの確立は険しいものの、韓国政府の戦略とサポートには、明確に医療AIを産業として育てるという意思が表れています。

　5〜7年前からAIのスタートアップが勃興し、日本やアメリカをはじめ、さまざまな国のグローバルベンダーと協力を図ってきましたが、基本的にはSaMD戦略を取り、将来的にはGEやシーメンス、フィリップスといったグローバル企業に負けない企業になることを目標としています。韓国政府は、AIや医療機器の社会実装（研究/事業化）に莫大な予算を投資しており、最近は新型コロナウイルス対策にも緊急資金を投入し、AI医療をさらに加速させるために努力しています。

　しかし、韓国の内需は中国とは異なり規模が小さく、韓国の企業の中には日本のような大手の医療機器会社が存在しないため、韓国政府はデータと政策的支援を通じて、世界有数の競合他社と戦える体力と条件を作ることに注力しています。医療AIの分野で継続的にスタートアップが設立され、さまざまな試みを成し遂げることができるよう、人材育成と創業支援にも多くの努力が行われています。

──VUNO社のビジネスモデルは、はっきりと世界市場を向いています。海外でベンチマークにしている企業はどこでしょうか？

　キム　AIを医療機器と捉えればGEやシーメンス、フィリップスなどの欧米企業がベンチマークとなります。しかし、AIベースの医療機器の提供方法は、それら欧米企業と異なります。ソフトウェアを独立型パッケージとして販売することも可能ですが、クラウドサービスでの従量課金もビジネスモデルとして目指しているからです。

　クラウドサービス上のビジネスモデ

ルは当社だけでなく、多くのAI企業が目指していますが、これはAIの強みを最もうまく活用できる方式であるからです。継続的にデータを解析できる環境や、データをクラウドで処理できる法律および規約が整っていることが条件となりますが、こういった観点では医療分野に限らず、従量課金やサブスクリプションの方式でサービスを提供しているすべての企業がベンチマークになるともいえます。韓国では当社のサービスの70%が従量課金のクラウドベースで稼働しており、日本でも既に100以上の病院で同様のベータテストが進行中です。

〇 医療AIの全分野に必要なコアをすべて内製化

——VUNO社の3つの技術的優位性を教えてください。

チョン・キュファン 一言でまとめると、データの収集からAIモデルの学習、そして臨床検証と製品化など、医療AIの全分野に必要なコアをすべて内製化できている点です。その中でも競合企業と差別化した特徴として、①自社AIエンジンの保有、②さまざまな医療分野の研究開発能力、③多様な製品化技術の保有を挙げたいと思います。

①についてですが、弊社は独自のAIエンジン（VUNO-Net）を保有しており、内部の研究開発だけでなく、製品化の過程で、クライアントの環境に合わせた最適なソリューションを提供できます。このことはGoogleのTensorflowやFacebookのPyTorchなどのオープンソースフレームワークに依存する多くの医療AI企業との競合の際、研究開発やメンテナンスの面でイニシアチブを発揮します。もちろん、さまざまな製品デプロイ環境への柔軟な対応にも役立ちます。

②については、弊社は特定の分野に偏らず、医療画像、デジタル病理、生体信号解析、音声認識など、さまざまな臨床現場をカバーしており、各分野における製品化および商業化を達成しています。変化する臨床需要に積極的に対応でき、さまざまなパートナーとのコラボレーションによって、AI製品の供給のパイプラインを多様化することができます。

③については、弊社は医療現場の環境に応じて、オンプレミスだけではなく、医療画像アーカイブ＆利用システム（Picture Archiving and Communication System：PACS）、電子カルテ（Electronic Medical Record：EMR）、クラウド、設備への搭載など、ほぼすべての実装方

法への技術とノウハウを保有しています。既に韓国でクラウドベースの医療画像解析ソリューションを商用化しサービスインしており、国内すべての大手PACSメーカーとの連携はもちろん、さらにはレントゲン画像装備技術会社との連携から開発した機器搭載型AIソリューションがMFDS（韓国FDA）によって承認を得るなど、競合に比べ多くの製品化技術を保有しています。

――コロナ禍で日本政府は遠隔医療の規制緩和などを決定しました。こういったコロナにより政府や法律が変化することは医療AI企業にとってチャンスでしょうか？

キム　韓国でも遠隔診療はずっと熱い話題でした。コロナ禍で韓国政府は一時的な遠隔診療を可能にしたのですが、軍や刑務所などの特殊な環境を除けば韓国初の事例といえます。医療業界からの大きな反発は続いていましたが、コロナ禍で実施した今回の政府の措置は時限立法だったこともあり、医療業界も納得しました。

Teladocや平安GoodDoctorの成功事例はありますが、アメリカ・中国の環境と韓国・日本は違います。韓国・日本は、病院へのアクセスが非常に容易なため、遠隔診療のインパクトは限定的でしょう。遠隔診療の導入におけるシステム的な不備などにより、逆に患者を診る時間が増えてしまい、役に立たなかったとの事例も一部で報告されています。韓国では薬の配送もまだ合法化されておらず、同様の規制を持っている国もたくさんあります。ですが、比較的医療システムが整っていない国では大きな可能性が秘められていると思います。

○ 医療AIの普及には保険の適用が不可欠

――医療AIの社会実装を阻む課題は何だと思いますか？

キム　弊社は、2018年に韓国初のAI医療機器の承認を取得しました。これに先駆けて、2015年から科学技術情報通信部と国務調整室など、さまざまな働きかけを介してAI医療機器の規制整備の必要性を主張してきました。2016年、国務調整室が食品医薬品安全処（日本での厚生労働省に相当）にAI医療機器ガイドラインの作成を命じることとなり、そこがスタートラインになりました。産業界、学界、医師、公務員などで構成された協議体が2年にわたりガイドラインの策定に邁進した結果、2017年、国の行政文書としては世界初のAI医療機器ガイドラインが完成しました。

これをきっかけに韓国FDAは現在IMDRF（International Medical Device Regulators Forum、国際的な規制調和機構で先進国10カ国のFDAが集まった機構）のAIワーキンググループの議長国となりました。最近はデジタル薬（DTx）におけるガイドラインを完成するなど、産業界へのサポートを続けています。

しかし、医療機器として承認を得たとしても、社会実装を進めていくには保険の適用が不可欠な側面があります。保険の判断を管轄する健康保険審査評価院と保健福祉部は保険の適用に否定的な立場を維持しており、今のAI医療機器を「従来技術」に分類し、新しい診療報酬の策定を拒んでいます。こういった決定やガイドは、産業界・学会・政府でともに解決すべき課題として議論の最中です。

それ以外にも重要な個人情報である医療データの使用範囲と方法についても議論は続いています。韓国政府は直近で「医療データ活用ガイドライン」を作成し、医療データの包括的利用における方向性を提示し始めています。

○ ますます発展する韓国の医療AI

——アジアの他国に比べ、韓国の医療AI研究が進んでいる分野を教えてください。

チョン 韓国は、これまでも医療へのアクセスが容易で、医療サービスのレベルが高く、医療に関するビッグデータが多く蓄積されており、利活用も容易であるため、医療AIのソリューションの開発に有利な環境といえます。特に検査の件数が多く、患者数が多い分野に集中しており、国際的にも良い成果を出しています。その中でも、①胸部X線検査、②眼底画像読影、③胃がんなどの病理診断の研究を取り上げたいと思います。

①は年間1億件以上撮影されていることから人手不足が生じており、診断補助AIのソリューションの需要が高くなっています。こういった観点から、弊社を含めた多くのAI企業は胸部X線画像の読影補助ソリューションの開発に注力しています。弊社は韓国FDAとCE両方の承認を得ており、商用化の側面で最も先んじています。臨床検証の面でも、さまざまな権威ある学術誌にその成果を発表しています。ソウル大学病院のバク・チャンミン教授とソウルアサン病院のイ・サンミン教授が代表的な研究者です。

②については、身体の中で直接血管を観察できるのが網膜のみであることから、眼底画像の読影はさまざまな心

血管疾患および慢性疾患の合併症など
を観察できる便利な検査です。しかし
ながら、眼科の専門医は世界的にも不
足しており、読影の一貫性と正確さに
は限界があります。そのため、大量の
眼底画像に基づき、眼科専門医に準ず
る読影精度を持ったAIのソリューシ
ョンを開発することにより、眼底検査
をより容易にする需要が高まっていま
す。

　グーグル社が2017年に糖尿病性網
膜症の補助診断AIを開発し発表して
以来、さまざまな研究が行われてきま
したが、そのほとんどはごく一部の所
見や疾患だけを対象にしているため、
臨床への活用には限界がありました。
そうした中で、弊社は10万枚の眼底
画像を収集し、57人の眼科医とともに
高品質のデータを構築することで、そ
れを用いた12種の異常所見を検出す
るAIモデルの開発に成功しました。
その結果は眼科分野で最も権威のある
学術誌である『Ophthalmology』に発
表され、また臨床実験を終え商用化を
進めています（論文：網膜眼底画像にお
ける複数の異常所見をスクリーニングする
ための深層学習モデルの開発と検証
（https://www.sciencedirect.com/science/
article/pii/S0161642019303744））。これに
おける研究者としてはソウル大学病院
のバクサンジュン教授が代表的な人物
です。

　③については、胃がんは韓国、日
本、中国など特にアジアでよく見られ
るがんで、欧米よりも検診から診断、
治療に至る補助ソリューションAIの
需要が高くなっています。胃がんの検
診は、内視鏡を介したデータの研究が
メインとなっており、欧州内視鏡学会
の学会誌である『Endoscopy』に論文
を発表したハリム大医療院のチャンソ
ク教授が代表的な研究者です。

　また診断においては、弊社がGC
Labs、済州大学病院、高麗大学九老
病院などと研究開発した胃がんの画像
診断AIの開発が代表的です。後ろ向
き・前向き・観察研究（Observer
Study）から胃がん診断の精度向上お
よび読影時間の短縮効果を立証した
Clinical Cancer Researchの発表もまた
代表的な成果といえます（論文：内視鏡
生検における胃腫瘍の病理学的診断のため
の深層学習アルゴリズムの検証とオブザー
バーパフォーマンス研究（https://
clincancerres.aacrjournals.org/content/
early/2020/12/09/1078-0432.CCR-20-
3159））。

　治療の予後予測においては、病理学
ベースの画像バイオマーカーを開発し
ASCOに発表するなど、さまざまな成
果を出しています。代表的な研究者と
しては、韓国国立がんセンターのミョ
ン・チェル・クーク教授と緑十字医療
財団のキム・ドンイル副院長がいま

す。

それ以外にも、皮膚科や歯科の分野でも医療AIの研究は盛んであり、また認知症に関連する脳の画像診断AIも複数の企業が商用化を達成し、臨床導入まで進められています（より詳細な研究は、https://www.vuno.co/publication から確認できます）。

──韓国での電子カルテデータのインフラの整備状況はどうなっていますか。イギリスや中国では病院をまたいだデータインフラの水平統合が進んでいると聞きます。ただ日本では患者がクリニックAの後クリニックBに行くと、電子カルテデータは分断されてしまいます。AIをフル活用するためには電子カルテデータを国家レベルで統合し、患者IDごとに時系列解析するのが理想なのは明白です

キム　韓国も日本と状況が似ていますが、電子カルテデータの普及率は高いです。韓国は複数の電子カルテ企業が市場を分けていて、HL7（Health Level 7）などの標準化の動きは存在するものの、異なる病院のデータを転送する標準からして解決すべき課題が多いです。より洗練された標準化や政策が議論されてはいますが、直近での進捗はほとんどないです。

ひとつの突破口として、韓国政府福祉部はマイチャートと呼ばれる診療情報交流事業を進めています（https://www.mychart.kr/M/main/main.do）。このサービスは、患者がリクエストした病院間でデータを交換できるようにしたデータプラットフォームかつハブです。患者の要求により、病院から病院に電子カルテデータなどを転送する形となっていますが、個人情報を病院間で転送する際の法的問題を解決するために、地域仲介サーバーを構えています。しかし、実際にこのサービスを使いこなす患者がまだ少なく、病院の立場でも直接収集してないデータにおいては懐疑的な傾向があるため、いまだに幅広く用いられてはいない状況です。その対策として伝送された診断画像を再読影するのにも追加の報酬を与えるなど政府レベルでの動力は続いていますが、現場での活用には限界があると思っています。

──FDAや厚生労働省の承認後、日本では多くのAIスタートアップが医療機器メーカーとの協業を始めました。VUNO社も似た立ち位置でビジネスモデルを構築しますか？

キム　弊社もまた医療機器メーカーとの協業を進めていますが、こういった協業を私たちのビジネスモデルのコアにすることはありません。医療機器メーカーは、AIのソリューションを自社のハードウェアをより良く機能させるオプション程度に考える傾向が大きいため、AI企業が目指すバリューに至

るにはそういったビジネスモデルは構造的に限界を持っているからです。さらに、AIソフトウェアの最も重要な価値は、特定メーカーに限定するのではなく、汎用的に動作するサービスを提供することから成り立ちますが、特定のベンダーだけに向けた作り込みはむしろその装備だけに最適化したAIの開発になりやすく、競争力の低下を招く恐れもあります。

これにより、弊社はさまざまなメーカーの医療機器を保有している病院と協力することを優先的に考え、その上で構築した汎用モデルをベースにし、多数のメーカーに供給することを目指しています。数年前は、メーカーも自社でのAI開発を試みていましたが、研究開発費用とデータの確保などの難関から徐々にスタートアップとの協業でAIを実装する方向に変化しつつあります。

──非常に興味深いお話でした。本日はありがとうございました。

インタビューを終えて

○ アジアと欧米

VUNO社のインタビューを通じてさまざまな学びがありました。ここではアジアと欧米の医療AIにおける取り組みを比較します。

欧米系であれば、アメリカのGEヘルスケア社やドイツのシーメンス社といったメーカーがあります。欧米圏の企業は真の意味でグローバル政策を推し進めることが多いです。直近だとGAFAをはじめとするソフトウェア企業が狡猾なまでの戦略で成功し、世界経済を引っ張っているのが記憶に新しいです。

このDNAに似たものが韓国にあります。韓国のビジネスパーソンやスタートアップ企業の社長たちは、日本よりもやはり情熱的にがんがん営業し、海外シェアを獲得する気質が非常に素晴らしいという声を私の友人の多くから耳にします。私たち日本人は礼儀正しい反面、モノ作り気質が強過ぎるのか、最後の場面で奥手なところがあります。このことは韓国と日本の一番大きな違いではないでしょうか。世界への流通のさせ方において、手法や戦略面で韓国は卓越しています。

○ ポジショニング

　2030年の医療AI業界を予測するとき、重要になってくるのが各国の国内・世界市場の製品ポジショニングにおける戦略です。

　大別すると、ハードウェアメーカー・ソフトウェア企業・データプロバイダーです。この3つが共存関係でずっと続くのか、M&Aなどで統合が進むのかはまだ見えません。現場レベルで見ると、どの病院のデータを解析するポジションに参入できるかというところになります。

　医療機器メーカーもさまざまです。たとえば内視鏡ひとつとっても、メーカーが日本か欧米か中国かで立ち位置や戦略が異なります。

　ハードウェアメーカーから見ると、ソフトウェアにも参入するのか、データも独自に構えたいのか、スピンアウトして別会社を作るのか、他社との提携で補完するのか、まだ最終着地はしていません。

　また2020年のトレンドとして、政治的な方向性、つまりトランプ元大統領が各国に与えた圧力がきっかけで、世界が協調から競合に変化しつつあります。アフリカは中国と協調しますが、アメリカと仲が良い国は中国と距離を置かざるを得ない、などです。

　この意味で、国ごと・製品のポジションごとに医療AIベンチャーも分かれます。あえて中国を除外すれば、韓国ベンチャーは日本とくみしやすいはずです。

　VUNO社に非常に共感したのは、意図的に事業領域をはっきり決め、ソフトウェアおよびデータに特化することによって、とがった針のように1点突破（そのセグメントのチャンピオン化）をしやすくしている点です。その先に広がる世界市場も、GEやシーメンスなど欧米系大手が総合型のマルチソリューションで攻めてきても局所的に自社の領域ではAIのパフォーマンスで勝ちやすいので、実は展開がしやすくなります。非医療AIのIT業界では少なくともそうです。成功確率は高く、個人的にも非常に共感します。

○ 日本が学べること

　日本が韓国から学べる点として特に共感したのは主要な病院をカテゴリー分けし、実験がしやすい環境をサンドボックス的に作っている点です。

　日本はどうしてもデータがバラバラになる中で、このような環境は研究面・PoC作りにおいて、非常に有利に働くはずです。

　このインタビューを行ったのは2021年1月でした。新型コロナウイルスは多数の被害を生む不幸な出来事ではありました。一方でこのような医療AIをはじめとした最新のテクノロジーを医療現場に導入する非常に良い機会となっています。

　疫病・災害・不況は非常に大きな被害をもたらします。けれども、同時に人類にとって大事なことを気付かせてくれ、次の進化のステージを見付ける良い機会となります。

　向かい風がないと鳥や飛行機が飛べないように、新型コロナウイルスという摩擦や試練はチャンスでもあります。

　政府と法律が、新型コロナウイルスによって流動的になっている今、このように韓国をはじめとして海外の事例に学び、日本も勇気を持って科学技術の社会実装を進めてくれることを望みます。

　VUNOの経営チーム・広報チームの皆さん、そしてVUNO社をご紹介いただいた陳宣熹（ジンソンヒー）さんには、今回のインタビューにご協力いただき深謝します。

索　引

小西 功記 （こにし・こうき）

株式会社ニコン研究開発本部数理技術研究所。1982年和歌山県生まれ。

米ローレンス・バークレー国立研究所などで観測的宇宙論の研究に従事し、データサイエンティストとしての経験を積む。2011年東京大学理学系研究科物理学専攻にて博士号取得。

数理技術とハードウェア技術の融合が未来を生み出すとの思いから、株式会社ニコン入社。半導体露光装置のハードウェア開発経験を経て、2015年よりAI（機械学習）エンジニア。現職では、生命科学への貢献を目指し、画像解析技術を開発している。特許および国内外での学会発表多数。著書に『コロナ vs. AI　最新テクノロジーで感染症に挑む』（共著、翔泳社）がある。

清水 祐一郎 （しみず・ゆういちろう）

株式会社NTTデータ経営研究所情報未来イノベーション本部先端技術戦略ユニット（シニアコンサルタント）。1990年大阪府高槻市生まれ。

2015年東京大学総合文化広域科学専攻にて、学術修士号を取得。理学に関する幅広い知識を習得。2015年、PHC株式会社に入社。R&Dセンターにて、AIの医療応用に関する新規事業企画を経験。2018年、PHCホールディングス株式会社に出向し、事業開発に従事。医療AIを開発するスタートアップ企業や地域医療連携、個別化医療（PHR）を実現するためのシステム開発会社との協業検討のプロジェクトに多数参画。

2019年10月より現職。現職では、民間企業と官公庁を相手に、AIやロボット、脳科学といった先端技術の戦略コンサルティングを実施。また、前職の経験を活かし、ヘルスケアITに関わる経営戦略策定のプロジェクトをリードするなど、ヘルスケアITの市場調査や戦略策定に関わる業務にも従事。直近では、AIを利用したコロナ対策に関連する多くのプロジェクトに参画し、コンサルティングを実施している。著書に『コロナ vs. AI　最新テクノロジーで感染症に挑む』（共著、翔泳社）がある。

河野 健一 （こうの・けんいち）

株式会社 iMed Technologies 代表取締役CEO。医師（脳神経外科専門医、脳血管内治療指導医、脳卒中専門医）。1973年東京生まれ。

1996年東京大学理学部数学科卒、2003年京都大学医学部卒、2019年グロービス経営大学院卒（MBA）。

脳神経外科医師として医療現場で16年間勤務。現場で脳血管内手術の課題を感じ、「世界に安全な手術を届ける」という理念を掲げ、2019年に株式会社iMed Technologiesを設立し起業。くも膜下出血や脳梗塞に対する脳血管内治療のリアルタイム手術支援AIを開発中。一方で現場を大切にするために医療現場での勤務も行っており、新型コロナウイルスによる医療現場への影響を肌で感じている。著書に『コロナ vs. AI　最新テクノロジーで感染症に挑む』（共著、翔泳社）がある。

石井 大輔 （いしい・だいすけ）

株式会社キアラ（Kiara Inc.）代表取締役。1975年岡山県生まれ。

京都大学総合人間学部で数学（線形代数）を専攻。1998～2009年伊藤忠商事株式会社勤務。2016年機械学習研究会Team AIを立ち上げ8,000人のコミュニティメンバーを構築する。これまでに700回AIハッカソンイベントを実施。医療系ではKaggleを使ったオープンデータハッカソンを主催し、キアラ社の顧客として画像認識・自然言語処理など医療系AIスタートアップを数多く抱える。AI NOW「人工知能業界著名人Twitter10選」に選出される。『THE FROGMAN SHOW A.I.共存ラジオ 好奇心家族』（TBSラジオ）レギュラー出演。

著書に『機械学習エンジニアになりたい人のための本 AIを天職にする』（翔泳社）、『コロナ vs. AI　最新テクノロジーで感染症に挑む』（共著、翔泳社）、『現場のプロが伝える前処理技術』（マイナビ出版、共著）、『データ分析の進め方及びAI・機械学習導入の指南』（情報機構、共著）。

装丁・本文デザイン	山之口 正和（OKIKATA）
DTP	一企画

医療AI の知識と技術がわかる本
事例・法律から画像処理・データセットまで

2021年　5月 26日　初版第 1 刷発行

著　者	小西 功記、清水 祐一郎、河野 健一、石井 大輔
発行人	佐々木 幹夫
発行所	株式会社 翔泳社 (https://www.shoeisha.co.jp)
印刷・製本	株式会社 加藤文明社印刷所

ISBN978-4-7981-6656-8　　　　　　　　　　Printed in Japan